우리에게 수학이 왜 필요할까요?

고호경(아주대학교)

1 | 시대가 변했습니다.

우리나라는 급격하게 고령화가 진행되고 있습니다.
세계적으로 할머니·할아버지 인구는 급격히 증가하고 있으며, 특히 우리나라는 유례를 찾기 어려울 만큼 급격하게 고령화가 진행되고 있습니다(Korea Ministry of Health and Welfare Statistics, 2008, WHO, 2004). 통계청(2001)에 따르면 이미 우리나라는 2000년에 65세 이상 인구가 전체 인구의 7 %를 넘어서면서 노령화 사회에 들어섰고, 2019년에는 14 %, 2026년에는 20 %를 상회할 것으로 예상된다고 합니다.

노년계층에 대한 복지시설 및 환경 그리고 교육 활동을 준비해야 합니다.
우리나라는 급진적인 산업화와 그 성공으로, 그 어느 나라보다 빠르게 고속 성장을 해왔습니다. 그로 인해 생활수준의 향상과 의료 기술의 발달로 노년계층의 팽창을 가져왔고, 여기에 출산율의 저조가 더해져 고령 사회에 보다 빠르게 들어섰습니다. 그 결과 우리나라는 사회 활동 인구에 비해 높은 비율을 차지하고 있는 노년계층에 대한 복지시설 및 환경 그리고 교육 활동을 준비해야 할 상황에 놓여 있습니다.

할머니·할아버지의 인지장애(치매)를 줄이기 위한 개인적·사회적 노력은 선택이 아니라 필수입니다.
인구 구조의 노령화에 따라 여러 할머니·할아버지 관련 질환도 상대적으로 증가하는데, 가장 중요한 질환 중의 하나가 인지장애(치매)입니다(Park et al, 2008; 매희준, 2003 재인용). 이제는 인지장애(치매)와 같은 할머니·할아버지의 건강 문제는 할머니·할아버지 자신의 문제라기보다는 사회의 문제로 대두되고 있는 실정입니다. 따라서 할머니·할아버지의 인지장애(치매)를 줄이기 위한 개인적·사회적 노력은 선택이 아니라 필수라고 볼 수 있습니다.(이윤로, 2000).
나이 먹음을 통해 우리는 노화라는 생물학적이고 감정적이며 사회적으로 거부하기 어려운 변화를 겪게 됩니다. 그러나 이러한 노화를 단순히 퇴행하는 것으로써 다가오는 변화로 어쩔 수 없다는 소극적이고 부정적인 자세가 아닌, 보다 발전적인 의미로써의 노화에 대해 보다 적극적이고 긍정적인 자세를 취해야 할 때입니다.

2. 학생들만 학생? *No! No!* 이제는 할머니·할아버지도 학생일 수 있습니다.

할머니·할아버지 교육의 중요성이 나날이 증대되고 있습니다.
앞에서 언급하였듯이, 할머니·할아버지 교육의 중요성이 나날이 증대되고 있는 이 시점에서 할머니·할아버지의 지적 욕구와 신체적, 정신적으로 건강한 삶을 위한 프로그램으로써의 역할을 하는 자료를 개발하고 보급하는 일은, 노년기에 질적으로 성공적인 삶을 향유하기 위하여 매우 필요한 일이라고 할 수 있습니다. 성공적인 노화의 기준은 자신의 생활 중 몇 가지 일에 열중할 수 있고, 긍정적인 자아 개념을 지니며, 행복하다는 감정을 갖는 것이라고 말합니다. 할머니·할아버지에 대한 교육은 이러한 긍정적 자아 개념 형성을 돕고 노년기 삶의 질을 향상 시켜주려는 의도에서 개발 및 진행되어야 한다고 합니다(Havighurst, 1972). 이미 노화의 속도를 늦추기 위하여 또한 안녕감을 목적으로 노화 방지를 위한 생물학적 접근이 이루어지고 있을 뿐만 아니라, 다양한 영역에서 할머니·할아버지들을 대상으로 하는 교육 활동이 이루어지고 있습니다.

그러나 우리나라에서 할머니·할아버지 교육이 실시된 지 벌써 30여 년이 지났으나, 현재까지 주로 복지 차원에서 시행되고 있으며, 교육 내용도 할머니·할아버지 복지 서비스 관점에서 이루어지고 있는 실정입니다. 현재의 할머니·할아버지 교육이 할머니·할아버지의 지적 욕구와 잠재력을 개발하기 위한 프로그램으로써의 역할을 하는 교육의 장이라기보다는, 여가 시간을 보낼 곳으로써의 역할에 치중하고 있다고 볼 수 있기 때문입니다(권두승·조아미, 2001).

우리 사회는 할머니·할아버지 학습자 개개인의 수준과 필요에 맞는 개별화된 맞춤형 학습 체제를 갖추어야 합니다.
아직까지 우리 사회는 변화하는 시대상에 맞는 새로운 패러다임을 이끌어내지 못하고, 여전히 할머니·할아버지 학습자들을 교육 대상자로서 보는 데는 소극적 태도를 보이고 있습니다. 이제는 시대적, 사회적, 기술적, 경제적 요구와 변화에 따라 할머니·할아버지의 학습적 요구 또한 변화를 요구하고 있습니다. 학습은 학생을 대상으로 특정 교육 기간에서만 이루어지는 것이라는 패러다임에서 변화되어야 하며, 할머니·할아버지 세대 역시 어엿한 학습자로 보아야 하는 시대에 이른 것입니다. 따라서 이제 우리 사회는 할머니·할아버지 학습자 개개인의 수준과 필요에 맞는 개별화된 맞춤형 학습 체제를 갖추는데 적극적인 관심을 기울여야 합니다.

3. 왜 수학인가요?

중년 이후에 비교적 덜 손상된 뇌를 가지기 위해서는 정신적 노력이 필요합니다.
오시마 기요시(2004)의 뇌에 대한 연구에 따르면, 신경세포는 노화와 함께 그 수와 기능이 점차 감소된다고 합니다. 따라서 뇌는 많이 사용할수록 건강해 진다는 주장 하에 중년 이후에 비교적 덜 손상된 뇌를 가지기 위해서는 정신적 노력이 필요하다고 하였습니다(Leviton, 1995). 지속적인 정신적 자극이 실제로 뇌 조직을 강화해 더 빨리 사고할 수 있게 만들며, 결과적으로 뇌가 뇌졸중, 뇌 손상, 퇴행성 뇌 질환과 같은 문제를 만났을 때 의존할 수 있는 잉여 세포를 더 만들어낼 수 있다는 것입니다(Katz, 1999). 따라서 무엇보다도 중요한 사실은 이제 "우리의 머리 안에 있는 이 거대한 잠재력에 어떻게 영향을 줄 수 있느냐?"는 중요한 질문에 답을 찾아야 한다는 것입니다(Diske, 1997).

수학은 두뇌 활동을 위한 최상의 방법입니다.
수학은 두뇌 활동을 위한 최상의 방법이라는 것을 모르는 사람은 많지 않을 것입니다. 그렇다면 인지장애(치매)를 예방하기 위한 새로운 방안으로나 할머니·할아버지 교육의 일환으로 수학 내용을 도입하는 것은 너무나 당연한 것입니다. 문제는 할머니·할아버지의 평생교육으로서의 수학교육이 되기 위해서 할머니·할아버지의 정서적·인지적 수준에 적합한 수업 내용을 잘 고안하는 것입니다(전현경, 2009; 길아리, 2010). 할머니·할아버지의 수준을 고려하여 적절히 고안된 수학적 활동은 두뇌 활동을 촉진시킴으로써, 기억력 증진과 사고력과 논리력을 신장시킬 뿐 아니라 인지장애(치매)를 예방하는 방안이 될 수 있다고 여겨지기 때문입니다(이기혜, 2008). 할머니·할아버지들이 거부감 없이 접하고 해결할 수 있는 계산 활동과 다양한 사고력 수학을 통하여, 할머니·할아버지 학습자들의 흥미 유발뿐 아니라 동시에 자아 개념과 자긍심을 높일 수 있을 것입니다(강희정, 2011; 성경은, 2008).

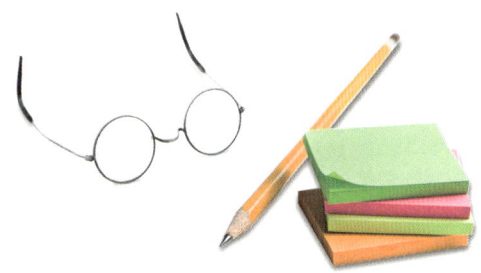

4. 어떠한 내용으로 학습하면 되나요?

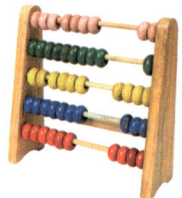

할머니·할아버지들의 수학교육 내용의 선정에 있어 가장 우선시 되는 것은 실제 학습 대상들의 학습 실태 즉, 할머니·할아버지들의 현 상태의 학습 능력이라고 할 수 있습니다. 또한, 할머니·할아버지를 위한 교육에서 학습자의 학습에 대한 열의 및 학습자의 요구에 부응하는 교육 내용이 할머니·할아버지 대상 수학교육에 있어 가장 중요한 요소입니다.

본 교재는 다음과 같은 단계로 이루어져 있습니다.

첫 번째 단계는 두뇌에 자극을 주는 활동으로서 기초 연산 문제를 단계적으로 제시하였습니다.

이것을 통해 두 가지를 얻을 수 있습니다. 먼저, 기본적인 수의 개념과 기초 연산 기능을 익힐 수 있습니다. 또한, 이러한 수를 읽고 연상하는 활동과 반복적인 연산 활동은 수에 대한 감각을 익히고 두뇌에 자극을 주는 등의 복합적인 효과를 얻을 수 있습니다.

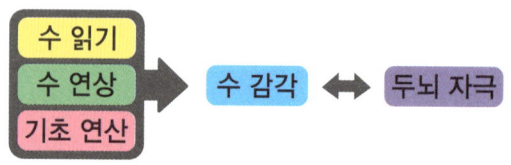

두 번째 단계는 보다 활발한 두뇌 활동을 이끌기 위해 기초 기능을 바탕으로 다양한 사칙 연산을 활용한 문제를 제시하였습니다.

이것을 통해 두 가지를 얻을 수 있습니다. 먼저, 사칙 연산을 활용한 다양한 문제를 반복적으로 해결하는 과정에서 사고하는 힘을 키우고 연산력을 높일 수 있습니다. 또한, 일정 시간에 다양한 사칙 연산을 반복적으로 수행하는 과정에서 반응 시간을 조절하고 두뇌 활동을 촉진시킴으로써 인지장애(치매) 예방에 도움이 될 수 있습니다.

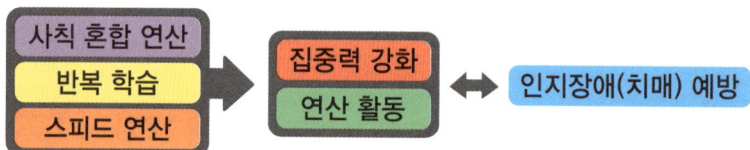

5 | 본 교재로 학습하면 두뇌 측면에서는 어떤 효과가 있을까요?

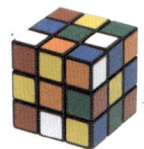

건강한 정신적인 삶을 사는데 유용합니다.
실버수학이 할머니·할아버지 학습자의 두뇌 활동에 미치는 영향을 분석하기 위한 과학적 방법으로 뇌파 분석을 실시하였습니다. 이때, 비교 자극으로는 '정지 활동(무자극)'으로 두었고, 이에 대한 실험 자극으로는 실버수학('연산 활동', '사고력 수학')으로 나누어 비교하였습니다. 그 결과 무자극보다는 암산 활동 결과가 약 2배, 실버(사고력)수학이 약 7배 활성화되는 것으로 나타났습니다(검고 푸른 부분일수록 에너지가 낮고, 자주색, 붉은색, 노란색, 흰색으로 갈수록 에너지가 높다.).

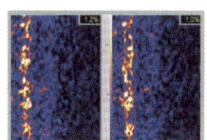
정지 활동 뇌파

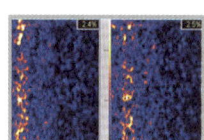
간단한 암산 활동 뇌파

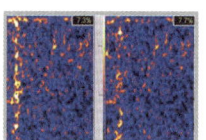
실버(사고력)수학 활동 뇌파
(송경은, 2008)

또 아래와 같은 다른 연구 결과에서도 정지 활동(좌뇌:1.2, 우뇌:1.4)일 때와 대조적으로 여러 가지 실버수학 활동을 함에 따라 두뇌 활동이 보다 활발해진 것으로 나타났습니다.

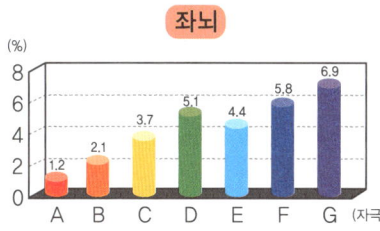
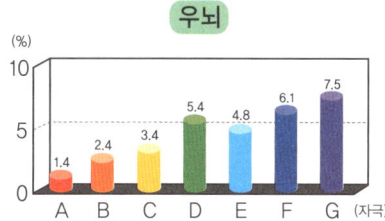

A:정지 활동(무자극), B:수 연상 암기, C:계산 피라미드, D:시장놀이,
E:사다리 타기, F:지하철 노선도, G:지하철 노선도-협력게임 (고호경, 2009)

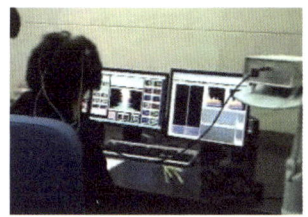

이와 같은 연구 결과를 통해서 실버수학이 할머니·할아버지 학습자의 두뇌 활동에 많은 영향을 준 것으로 해석할 수 있습니다. 따라서 본 교재로 학습하면 인지장애(치매)를 예방하거나 건강한 정신적인 삶을 사는데 유용할 것으로 기대됩니다.

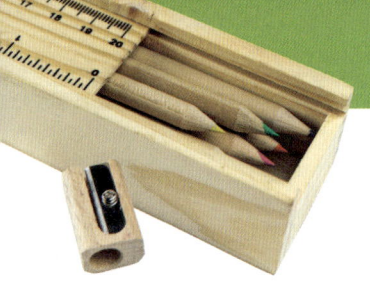

6. 본 교재로 학습하면 감성 측면에서는 어떤 효과가 있을까요?

첫 번째, 나도 수학을 배울 필요가 있는 학습자라는 것을 인식하게 됩니다.
본 교재는 할머니·할아버지 학습자의 필요성을 고려해서 제작한 것입니다. 즉, 할머니·할아버지의 인지기능을 유지하고, 저하된 인지기능을 향상·숙달시키는 것에 초점을 두고 반복적인 연산 훈련이 가능하도록 하였습니다. 따라서 본 교재로 학습하면서 "나는 수학을 배울 필요가 없다.", "수학은 어린 학생들이나 배우는 것."이라는 선입견에서 벗어나 나도 수학을 배울 필요가 있는 학습자라는 것을 인식하게 될 것입니다.

두 번째, 나도 할 수 있다는 자신감을 갖게 됩니다.
본 교재는 할머니·할아버지의 수학적 인지적 특성과 수준에 기반을 두고 제작한 것입니다. 따라서 본 교재로 학습하고 나면 기존에 갖고 있던 생각들, 즉 "수학은 어렵다.", "나는 수학을 배울 수 없다."는 생각에서 벗어나 이제 나도 할 수 있다는 자신감을 갖게 될 것입니다.

세 번째, 수학의 새로운 가치를 느끼게 됩니다.
본 교재는 할머니·할아버지의 삶의 맥락에 기반을 두고 할머니·할아버지에게 유의미하며, 친숙한 자료를 활용하여 제작한 것입니다. 따라서 본 교재로 학습하면 수학이 "일상생활에서 유용하게 쓰이는 것." 혹은 "쓸모 있다."는 가치를 느끼게 될 것입니다.

네 번째, 학습에 대한 동기 유지가 용이하여 학습활동을 꾸준히 수행하게 됩니다.
본 교재는 학습자가 하루에 학습해야 할 적정 분량을 제시하고 학습한 것에 대해 시간 관리를 할 수 있도록 구성하였습니다. 따라서 본 교재로 수학을 학습하면 학습에 대한 동기 유지가 용이하여 학습활동을 꾸준히 수행할 수 있습니다.

노년기에 질적으로 성공적인 삶을 향유하기 위해서는 육체적 건강에 못지않게 정신적으로 건강한 삶을 위한 노력을 기울여야 합니다. 이러한 프로그램 중 하나인 본 교재를 공부함으로써 할머니·할아버지 학습자 모두의 성공된 학습과 정신적으로 풍요로운 삶을 기원하는 바입니다.

'뇌팔팔요법 인지장애(치매) 예방용'은?

본 '뇌팔팔요법 인지장애(치매) 예방용' 시리즈는 인지기능이 떨어지는 것을 예방하고 건강한 정신을 유지하고 싶은 할머니·할아버지들을 위하여 만들었습니다. 지속적으로 훈련하여 효과를 높이기 위해서는 올바른 훈련 방법에 따라 훈련이 이루어져야 합니다. 따라서 올바른 훈련 방법을 소개하고자 합니다.

① 수학 실력을 높이기 위한 교재가 아닙니다.

본 '뇌팔팔요법 인지장애(치매) 예방용'은 인지기능이 떨어지는 것을 예방하고 건강한 정신을 유지하기 위한 교재입니다. 즉, 수학 실력을 높이기 위한 교재가 아닌 뇌 활동을 활성화하는 것이 목적인 교재입니다.

② 즐겁고 자신 있게 술술 풀 수 있는 교재를 선택하십시오.

'A형 ➡ B형 ➡ C형'의 순서대로 훈련하는 것이 아니고, 할머니·할아버지가 즐겁고 자신 있게 술술 풀 수 있는 교재를 선택하는 것이 상당히 중요합니다. 어려운 문제를 이해해서 푸는 것보다는 쉬운 문제를 술술 푸는 것이 뇌 활동을 더욱더 활성화시킵니다.

③ 나도 할 수 있다는 자신감을 가지고 훈련하십시오.

효과적인 훈련을 위해 가장 필요한 것은 자신감입니다. 쉽게 술술 풀 수 있는 교재를 선택하여 나도 할 수 있다는 자신감을 가지고 훈련하십시오. 자신감이 길러지면 자연스레 훈련이 즐거워지고 생활에 활력이 생겨나 행복한 노후 생활을 보낼 수 있습니다.

④ 매일 일정한 시간에 규칙적인 훈련 습관을 갖도록 합니다.

가능하면 교재는 매일매일 일정한 시간에 규칙적으로, 집중해서 하루에 1장씩, 일주일에 6일(월~금:계산력, 토:뇌 활성화 운동)간, 총 12주 동안 풀도록 합니다. 또한 모든 훈련이 끝난 후에도 매일 계산하는 습관을 유지하는 것이 중요합니다.

'뇌팔팔요법 인지장애(치매) 예방용'은 이렇게 훈련하세요!

1 훈련에 필요한 준비물을 준비합니다.
- 연필
- 지우개
- 시계
- 안경

2 이름, 날짜, 시작 시각을 쓰고 교재를 푼 다음, 종료 시각을 씁니다.

이름, 날짜, 시각을 쓰는 것은 생활 감각을 높이기 위한 것입니다. 문제는 될 수 있는 대로 빨리 푸는 것이 중요합니다.

3 소요 시간 기록지에 소요 시간을 기록합니다.

소요 시간 기록지는 정답 뒤쪽(156쪽~159쪽)에 있습니다.

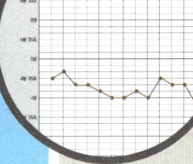

4 뇌 활성화 운동을 하고, 기록지에 기록합니다.

뇌 활성화 운동에는 수 세기 테스트와 낱말 기억력 테스트가 있습니다. 기록지는 정답 뒤쪽(160쪽)에 있습니다.

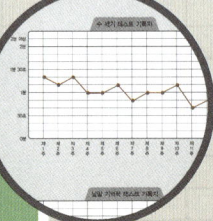

5 모든 훈련이 끝나면, 풀었던 교재를 다시 구입해서 반복 훈련을 하거나 다음 과정 교재를 구입해서 훈련을 합니다.

매일 계산하는 습관을 유지하는 것이 매우 중요합니다.

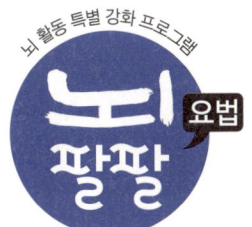

이름	날짜	시간
	월 일	시 분 초~ 시 분 초

제1일

※ 다음 계산을 하시오.

(1) 3 × 4 =

(2) 9 + 1 =

(3) 8 − 6 =

(4) 36 ÷ 9 =

(5) 8 × 7 =

(6) 13 − 5 =

(7) 8 + 7 =

(8) 10 ÷ 2 =

(9) 5 − 2 =

(10) 64 ÷ 8 =

(11) 6 + 0 =

(12) 2 × 3 =

(13) 6 ÷ 6 =

(14) 10 − 3 =

(15) 8 + 4 =

(16) 5 × 8 =

(17) 28 ÷ 4 =

(18) 4 + 7 =

(19) 2 − 1 =

(20) 4 × 7 =

(21) 45 ÷ 5 =

(22) 3 + 4 =

(23) 9 × 5 =

(24) 12 − 6 =

제1일

(25) $18 \div 3 =$

(26) $3 + 2 =$

(27) $7 \times 3 =$

(28) $15 - 6 =$

(29) $40 \div 8 =$

(30) $4 + 6 =$

(31) $4 \times 2 =$

(32) $9 - 3 =$

(33) $12 \div 4 =$

(34) $6 \times 6 =$

(35) $10 - 7 =$

(36) $7 + 7 =$

(37) $81 \div 9 =$

(38) $1 \times 3 =$

(39) $14 - 9 =$

(40) $1 + 2 =$

(41) $20 \div 5 =$

(42) $8 \times 2 =$

(43) $6 - 5 =$

(44) $16 \div 2 =$

(45) $14 \div 7 =$

(46) $4 + 9 =$

(47) $11 - 2 =$

(48) $2 \times 9 =$

(49) $42 \div 6 =$

(50) $5 + 4 =$

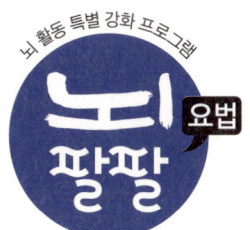

제2일

이름	날짜	시간
	월 일	시 분 초 ~ 시 분 초

※ 다음 계산을 하시오.

(1) 4 + 2 =

(2) 4 × 9 =

(3) 6 ÷ 2 =

(4) 5 − 3 =

(5) 7 + 3 =

(6) 3 × 5 =

(7) 16 − 7 =

(8) 28 ÷ 7 =

(9) 2 + 9 =

(10) 11 − 9 =

(11) 5 × 5 =

(12) 48 ÷ 8 =

(13) 9 × 8 =

(14) 7 + 1 =

(15) 10 − 4 =

(16) 27 ÷ 3 =

(17) 12 − 8 =

(18) 9 + 5 =

(19) 6 × 2 =

(20) 63 ÷ 9 =

(21) 8 − 1 =

(22) 8 × 0 =

(23) 5 + 3 =

(24) 8 ÷ 4 =

제2일

(25) $6 + 6 =$
(26) $9 \times 3 =$
(27) $7 - 6 =$
(28) $32 \div 4 =$
(29) $1 + 3 =$
(30) $3 \times 6 =$
(31) $14 - 6 =$
(32) $72 \div 8 =$
(33) $30 \div 6 =$
(34) $16 - 9 =$
(35) $8 + 9 =$
(36) $2 \times 4 =$
(37) $18 \div 9 =$

(38) $7 \times 7 =$
(39) $3 \div 1 =$
(40) $2 + 8 =$
(41) $42 \div 7 =$
(42) $4 - 4 =$
(43) $6 \times 8 =$
(44) $12 \div 3 =$
(45) $2 + 7 =$
(46) $11 - 3 =$
(47) $8 \times 3 =$
(48) $35 \div 5 =$
(49) $8 + 5 =$
(50) $9 - 6 =$

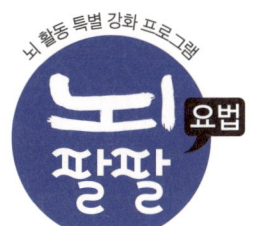

제3일

이름	날짜	시간
	월 일	시 분 초~ 시 분 초

※ 다음 계산을 하시오.

(1) 21 ÷ 3 =

(2) 13 − 8 =

(3) 9 + 3 =

(4) 3 × 2 =

(5) 4 − 2 =

(6) 5 ÷ 5 =

(7) 7 × 8 =

(8) 6 + 2 =

(9) 5 × 3 =

(10) 72 ÷ 9 =

(11) 10 − 1 =

(12) 8 + 6 =

(13) 15 − 9 =

(14) 2 × 6 =

(15) 20 ÷ 4 =

(16) 3 + 3 =

(17) 6 − 3 =

(18) 5 + 6 =

(19) 8 ÷ 2 =

(20) 6 × 4 =

(21) 0 + 9 =

(22) 11 − 4 =

(23) 21 ÷ 7 =

(24) 8 × 9 =

제3일

(25) $12 - 3 =$
(26) $32 \div 4 =$
(27) $7 + 9 =$
(28) $5 \times 1 =$
(29) $54 \div 9 =$
(30) $8 + 3 =$
(31) $8 \times 4 =$
(32) $15 \div 5 =$
(33) $9 - 8 =$
(34) $14 \div 2 =$
(35) $2 + 5 =$
(36) $4 \times 8 =$
(37) $14 - 7 =$

(38) $16 \div 8 =$
(39) $5 + 5 =$
(40) $7 \times 5 =$
(41) $8 - 3 =$
(42) $9 \times 6 =$
(43) $24 \div 6 =$
(44) $10 - 5 =$
(45) $15 \div 3 =$
(46) $6 + 7 =$
(47) $63 \div 7 =$
(48) $7 - 1 =$
(49) $4 + 1 =$
(50) $2 \times 7 =$

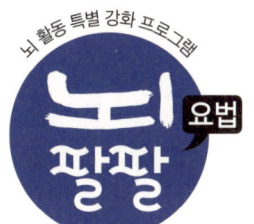

제4일

이름	날짜	시간
	월 일	시 분 초 ~ 시 분 초

※ 다음 계산을 하시오.

(1) 14 − 5 =

(2) 54 ÷ 6 =

(3) 9 × 4 =

(4) 6 + 8 =

(5) 4 ÷ 2 =

(6) 7 + 2 =

(7) 0 × 7 =

(8) 9 − 1 =

(9) 27 ÷ 9 =

(10) 8 + 8 =

(11) 5 × 9 =

(12) 15 − 8 =

(13) 5 + 1 =

(14) 40 ÷ 5 =

(15) 6 × 5 =

(16) 3 − 2 =

(17) 4 × 3 =

(18) 12 − 9 =

(19) 24 ÷ 4 =

(20) 6 + 9 =

(21) 8 × 6 =

(22) 35 ÷ 7 =

(23) 7 − 5 =

(24) 7 + 5 =

제4일

(25) $7 \times 2 =$
(26) $13 - 4 =$
(27) $18 \div 2 =$
(28) $9 + 8 =$
(29) $56 \div 7 =$
(30) $3 - 0 =$
(31) $1 + 6 =$
(32) $5 \times 4 =$
(33) $30 \div 5 =$
(34) $3 + 7 =$
(35) $7 \div 1 =$
(36) $10 - 6 =$
(37) $2 \times 5 =$

(38) $16 \div 4 =$
(39) $4 + 4 =$
(40) $17 - 9 =$
(41) $6 \times 7 =$
(42) $56 \div 8 =$
(43) $3 \times 8 =$
(44) $2 + 3 =$
(45) $8 - 4 =$
(46) $12 \div 6 =$
(47) $4 \times 6 =$
(48) $9 + 2 =$
(49) $11 - 5 =$
(50) $9 \div 3 =$

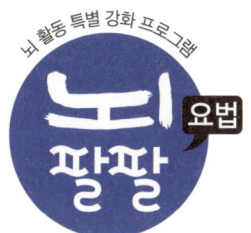

이름	날짜	시간
	월 일	시 분 초 ~ 시 분 초

제5일

※ 다음 계산을 하시오.

(1) 10 ÷ 5 =

(2) 5 + 9 =

(3) 11 − 7 =

(4) 1 × 8 =

(5) 45 ÷ 9 =

(6) 3 + 5 =

(7) 8 − 2 =

(8) 7 × 6 =

(9) 7 + 4 =

(10) 6 × 3 =

(11) 24 ÷ 3 =

(12) 10 − 9 =

(13) 1 + 8 =

(14) 3 × 7 =

(15) 36 ÷ 6 =

(16) 9 − 7 =

(17) 7 + 6 =

(18) 24 ÷ 8 =

(19) 13 − 6 =

(20) 4 − 3 =

(21) 28 ÷ 4 =

(22) 9 × 9 =

(23) 9 + 9 =

(24) 2 × 2 =

제5일

(25) 9 × 2 =

(26) 32 ÷ 8 =

(27) 10 − 2 =

(28) 7 × 4 =

(29) 1 + 9 =

(30) 15 − 7 =

(31) 6 ÷ 3 =

(32) 6 + 3 =

(33) 4 × 5 =

(34) 18 ÷ 6 =

(35) 5 + 8 =

(36) 7 − 4 =

(37) 36 ÷ 4 =

(38) 14 − 8 =

(39) 2 + 0 =

(40) 8 × 8 =

(41) 49 ÷ 7 =

(42) 3 × 9 =

(43) 5 − 1 =

(44) 12 ÷ 2 =

(45) 25 ÷ 5 =

(46) 9 + 7 =

(47) 12 − 7 =

(48) 5 × 6 =

(49) 2 + 4 =

(50) 9 ÷ 9 =

제1주
뇌 활성화 운동

| 이름 | | 날짜 | 월 | 일 |

수 세기 테스트

- 1부터 100까지 소리 내어 가능한 한 빨리 세어 보고, 소요 시간을 적으시오.

소요 시간 ☐ 분 ☐ 초

낱말 기억력 테스트

- 다음 낱말을 3분 동안 기억한 후, 뒷장으로 넘기시오.

간	순	찬
전	잼	떡
편	묵	즙
밥	숨	선
엿	불	재

● 앞장에서 기억한 낱말을 순서에 관계없이 아래의 □ 안에 3분 동안 써 보시오. 기억이 나지 않는다고 절대로 앞장으로 넘기지 마시오.

기억한 낱말 수 □ 개

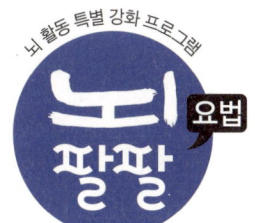

제6일

이름	날짜	시간
	월 일	시 분 초~ 시 분 초

※ 다음 계산을 하시오.

(1) 7 + 8 =

(2) 11 − 6 =

(3) 48 ÷ 8 =

(4) 4 × 4 =

(5) 3 + 1 =

(6) 9 − 2 =

(7) 18 ÷ 2 =

(8) 2 × 8 =

(9) 17 − 8 =

(10) 6 + 4 =

(11) 5 ÷ 1 =

(12) 7 × 9 =

(13) 24 ÷ 6 =

(14) 12 − 4 =

(15) 2 + 2 =

(16) 6 × 4 =

(17) 8 − 8 =

(18) 27 ÷ 9 =

(19) 3 + 8 =

(20) 3 × 3 =

(21) 5 × 7 =

(22) 13 − 9 =

(23) 15 ÷ 3 =

(24) 4 + 5 =

제6일

(25) $16 \div 4 =$

(26) $48 \div 6 =$

(27) $5 + 2 =$

(28) $8 \times 5 =$

(29) $13 - 7 =$

(30) $63 \div 9 =$

(31) $5 \times 2 =$

(32) $3 - 1 =$

(33) $6 + 5 =$

(34) $9 \times 7 =$

(35) $18 - 9 =$

(36) $4 \div 2 =$

(37) $9 + 6 =$

(38) $3 + 9 =$

(39) $45 \div 5 =$

(40) $8 - 7 =$

(41) $8 \div 2 =$

(42) $2 \times 0 =$

(43) $40 \div 8 =$

(44) $10 - 8 =$

(45) $6 \times 9 =$

(46) $7 - 2 =$

(47) $1 + 7 =$

(48) $21 \div 7 =$

(49) $4 \times 6 =$

(50) $18 \div 3 =$

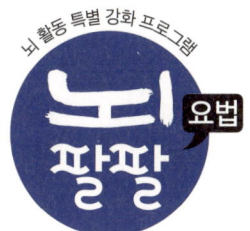

이름	날짜	시간
	월 일	시 분 초~ 시 분 초

제7일

※ 다음 계산을 하시오.

(1) $8 - 5 =$

(2) $5 \times 2 =$

(3) $3 + 6 =$

(4) $12 \div 6 =$

(5) $7 \times 5 =$

(6) $12 - 7 =$

(7) $8 + 8 =$

(8) $63 \div 7 =$

(9) $10 - 1 =$

(10) $9 \times 1 =$

(11) $5 + 7 =$

(12) $40 \div 5 =$

(13) $2 \times 4 =$

(14) $12 \div 3 =$

(15) $16 - 9 =$

(16) $4 + 3 =$

(17) $6 \times 8 =$

(18) $6 - 4 =$

(19) $2 + 9 =$

(20) $6 \div 2 =$

(21) $11 - 8 =$

(22) $6 + 1 =$

(23) $3 \times 9 =$

(24) $54 \div 9 =$

제7일

(25) $5 - 4 =$ ☐

(26) $6 \times 5 =$ ☐

(27) $36 \div 6 =$ ☐

(28) $8 + 7 =$ ☐

(29) $4 \times 3 =$ ☐

(30) $24 \div 8 =$ ☐

(31) $12 - 5 =$ ☐

(32) $10 \div 2 =$ ☐

(33) $4 + 8 =$ ☐

(34) $6 - 1 =$ ☐

(35) $28 \div 7 =$ ☐

(36) $0 + 3 =$ ☐

(37) $2 \times 9 =$ ☐

(38) $6 + 4 =$ ☐

(39) $72 \div 9 =$ ☐

(40) $10 - 6 =$ ☐

(41) $8 \times 2 =$ ☐

(42) $2 + 6 =$ ☐

(43) $10 \div 5 =$ ☐

(44) $9 - 5 =$ ☐

(45) $5 \times 7 =$ ☐

(46) $21 \div 3 =$ ☐

(47) $16 - 8 =$ ☐

(48) $9 + 4 =$ ☐

(49) $4 \div 4 =$ ☐

(50) $9 \times 6 =$ ☐

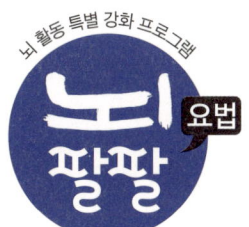

제8일

이름	날짜	시간
	월 일	시 분 초 ~ 시 분 초

※ 다음 계산을 하시오.

(1) 2 × 5 =

(2) 15 − 6 =

(3) 45 ÷ 9 =

(4) 6 + 8 =

(5) 3 × 2 =

(6) 7 − 3 =

(7) 24 ÷ 3 =

(8) 1 + 5 =

(9) 14 ÷ 7 =

(10) 10 − 5 =

(11) 6 × 7 =

(12) 8 + 2 =

(13) 54 ÷ 6 =

(14) 7 + 5 =

(15) 8 × 5 =

(16) 6 − 0 =

(17) 6 + 3 =

(18) 1 ÷ 1 =

(19) 17 − 9 =

(20) 4 × 9 =

(21) 9 + 4 =

(22) 20 ÷ 5 =

(23) 4 − 1 =

(24) 9 × 8 =

제8일

(25) $2 + 3 =$

(26) $12 - 6 =$

(27) $9 \times 4 =$

(28) $42 \div 7 =$

(29) $3 + 9 =$

(30) $16 \div 2 =$

(31) $11 - 9 =$

(32) $2 \times 8 =$

(33) $35 \div 5 =$

(34) $6 + 5 =$

(35) $5 \times 3 =$

(36) $6 - 2 =$

(37) $36 \div 9 =$

(38) $12 \div 4 =$

(39) $13 - 4 =$

(40) $2 + 1 =$

(41) $72 \div 8 =$

(42) $7 \times 6 =$

(43) $30 \div 6 =$

(44) $3 + 7 =$

(45) $14 - 7 =$

(46) $0 \times 1 =$

(47) $6 \div 3 =$

(48) $5 + 2 =$

(49) $9 - 4 =$

(50) $8 \times 9 =$

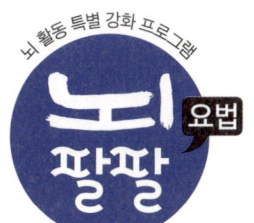

이름	날짜	시간
	월 일	시 분 초 ~ 시 분 초

제9일

※ 다음 계산을 하시오.

(1) $9 \times 5 =$

(2) $9 + 8 =$

(3) $15 \div 5 =$

(4) $5 - 1 =$

(5) $4 \times 7 =$

(6) $8 + 6 =$

(7) $3 \div 3 =$

(8) $13 - 7 =$

(9) $5 \times 8 =$

(10) $8 + 0 =$

(11) $10 - 3 =$

(12) $48 \div 6 =$

(13) $9 - 8 =$

(14) $2 \times 3 =$

(15) $5 + 8 =$

(16) $35 \div 7 =$

(17) $14 \div 2 =$

(18) $7 \times 4 =$

(19) $2 + 6 =$

(20) $17 - 8 =$

(21) $16 \div 8 =$

(22) $8 \times 6 =$

(23) $3 + 8 =$

(24) $8 - 2 =$

제9일

(25) $32 \div 8 =$

(26) $12 - 4 =$

(27) $1 \times 4 =$

(28) $5 + 5 =$

(29) $25 \div 5 =$

(30) $2 \times 6 =$

(31) $1 + 4 =$

(32) $12 \div 2 =$

(33) $7 - 5 =$

(34) $72 \div 9 =$

(35) $3 \times 8 =$

(36) $7 + 6 =$

(37) $14 - 6 =$

(38) $7 \times 2 =$

(39) $8 \div 4 =$

(40) $10 - 9 =$

(41) $18 \div 6 =$

(42) $2 + 2 =$

(43) $6 - 3 =$

(44) $6 \times 9 =$

(45) $6 + 9 =$

(46) $49 \div 7 =$

(47) $27 \div 3 =$

(48) $11 - 7 =$

(49) $5 \times 4 =$

(50) $3 + 4 =$

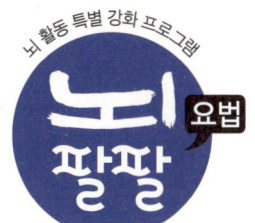

제10일

이름	날짜	시간
	월 일	시 분 초~ 시 분 초

※ 다음 계산을 하시오.

(1) 30 ÷ 5 =

(2) 10 − 7 =

(3) 7 × 9 =

(4) 9 + 7 =

(5) 7 − 2 =

(6) 36 ÷ 4 =

(7) 5 + 3 =

(8) 2 × 8 =

(9) 13 − 9 =

(10) 56 ÷ 8 =

(11) 4 + 6 =

(12) 6 × 0 =

(13) 12 − 3 =

(14) 21 ÷ 7 =

(15) 1 + 1 =

(16) 9 × 7 =

(17) 24 ÷ 6 =

(18) 4 + 8 =

(19) 8 × 4 =

(20) 3 − 1 =

(21) 3 × 5 =

(22) 7 + 2 =

(23) 10 ÷ 2 =

(24) 11 − 4 =

제10일

(25) $9 \div 1 =$ ☐

(26) $8 \times 8 =$ ☐

(27) $9 + 1 =$ ☐

(28) $13 - 8 =$ ☐

(29) $7 \times 3 =$ ☐

(30) $4 + 9 =$ ☐

(31) $56 \div 7 =$ ☐

(32) $5 - 4 =$ ☐

(33) $2 + 4 =$ ☐

(34) $24 \div 4 =$ ☐

(35) $13 - 5 =$ ☐

(36) $18 \div 9 =$ ☐

(37) $4 \times 2 =$ ☐

(38) $2 - 2 =$ ☐

(39) $3 \times 7 =$ ☐

(40) $8 \div 2 =$ ☐

(41) $4 + 7 =$ ☐

(42) $42 \div 6 =$ ☐

(43) $1 + 5 =$ ☐

(44) $40 \div 8 =$ ☐

(45) $15 - 9 =$ ☐

(46) $9 \div 3 =$ ☐

(47) $8 + 3 =$ ☐

(48) $5 \times 9 =$ ☐

(49) $9 - 6 =$ ☐

(50) $6 \times 6 =$ ☐

제2주
뇌 활성화 운동

| 이름 | | 날짜 | 월 | 일 |

수 세기 테스트

- 1부터 100까지 소리 내어 가능한 한 빨리 세어 보고, 소요 시간을 적으시오.

소요 시간 ☐ 분 ☐ 초

낱말 기억력 테스트

- 다음 낱말을 3분 동안 기억한 후, 뒷장으로 넘기시오.

꿀	약	논
솥	찜	술
채	동	적
장	회	죽
박	쌀	면

● 앞장에서 기억한 낱말을 순서에 관계없이 아래의 □ 안에 3분 동안 써 보시오. 기억이 나지 않는다고 절대로 앞장으로 넘기지 마시오.

기억한 낱말 수 □ 개

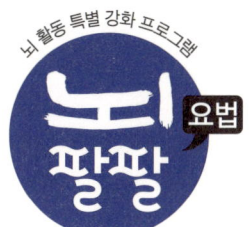

제11일

이름	날짜	시간
	월 일	시 분 초 ~ 시 분 초

※ 다음 계산을 하시오.

(1) $0 + 7 =$

(2) $36 \div 4 =$

(3) $10 - 4 =$

(4) $5 \times 5 =$

(5) $7 \div 7 =$

(6) $12 - 5 =$

(7) $2 \times 7 =$

(8) $7 + 3 =$

(9) $30 \div 5 =$

(10) $9 - 3 =$

(11) $3 \times 6 =$

(12) $5 + 6 =$

(13) $6 \times 2 =$

(14) $14 - 5 =$

(15) $6 \div 3 =$

(16) $4 + 4 =$

(17) $4 \times 5 =$

(18) $7 - 6 =$

(19) $18 \div 6 =$

(20) $7 + 9 =$

(21) $9 \times 9 =$

(22) $11 - 3 =$

(23) $3 + 6 =$

(24) $63 \div 9 =$

제11일

(25) $6 + 7 =$
(26) $3 \times 4 =$
(27) $6 - 4 =$
(28) $12 \div 6 =$
(29) $7 + 4 =$
(30) $9 \div 3 =$
(31) $14 - 9 =$
(32) $35 \div 5 =$
(33) $8 - 1 =$
(34) $9 \times 2 =$
(35) $3 + 1 =$
(36) $81 \div 9 =$
(37) $8 \times 3 =$

(38) $10 - 8 =$
(39) $20 \div 4 =$
(40) $9 + 9 =$
(41) $5 \times 6 =$
(42) $64 \div 8 =$
(43) $6 + 2 =$
(44) $12 \div 2 =$
(45) $5 - 2 =$
(46) $4 \times 1 =$
(47) $16 - 7 =$
(48) $28 \div 7 =$
(49) $9 + 5 =$
(50) $7 \times 8 =$

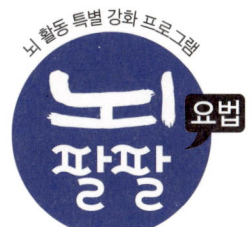

제12일

이름	날짜	시간
	월 일	시 분 초 ~ 시 분 초

※ 다음 계산을 하시오.

(1) 10 − 2 =

(2) 54 ÷ 6 =

(3) 2 + 8 =

(4) 6 × 3 =

(5) 7 − 4 =

(6) 16 ÷ 8 =

(7) 3 + 5 =

(8) 7 × 5 =

(9) 8 + 9 =

(10) 20 ÷ 5 =

(11) 12 − 9 =

(12) 4 × 4 =

(13) 9 + 3 =

(14) 8 × 7 =

(15) 2 − 1 =

(16) 21 ÷ 3 =

(17) 4 + 2 =

(18) 3 × 6 =

(19) 13 − 6 =

(20) 12 ÷ 4 =

(21) 9 − 7 =

(22) 8 + 5 =

(23) 0 × 3 =

(24) 56 ÷ 7 =

제12일

(25) $11 - 5 =$ ☐

(26) $7 \times 7 =$ ☐

(27) $7 + 8 =$ ☐

(28) $40 \div 5 =$ ☐

(29) $5 - 0 =$ ☐

(30) $2 \times 2 =$ ☐

(31) $36 \div 9 =$ ☐

(32) $18 - 9 =$ ☐

(33) $1 + 2 =$ ☐

(34) $14 \div 2 =$ ☐

(35) $4 \div 1 =$ ☐

(36) $6 + 6 =$ ☐

(37) $6 \times 9 =$ ☐

(38) $4 \times 8 =$ ☐

(39) $15 - 7 =$ ☐

(40) $42 \div 7 =$ ☐

(41) $2 + 5 =$ ☐

(42) $9 \times 3 =$ ☐

(43) $8 - 4 =$ ☐

(44) $8 \div 4 =$ ☐

(45) $9 + 2 =$ ☐

(46) $5 \times 8 =$ ☐

(47) $24 \div 8 =$ ☐

(48) $8 + 1 =$ ☐

(49) $15 \div 3 =$ ☐

(50) $12 - 8 =$ ☐

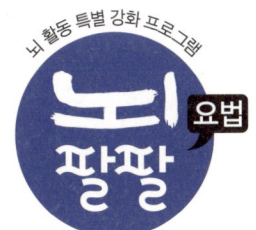

제13일

이름	날짜	시간
	월 일	시 분 초~ 시 분 초

※ 다음 계산을 하시오.

(1) 24 ÷ 3 =

(2) 1 × 9 =

(3) 9 + 6 =

(4) 11 − 2 =

(5) 1 + 7 =

(6) 56 ÷ 8 =

(7) 6 − 1 =

(8) 6 + 5 =

(9) 4 × 6 =

(10) 10 − 9 =

(11) 36 ÷ 6 =

(12) 5 × 4 =

(13) 7 + 7 =

(14) 9 × 8 =

(15) 9 − 2 =

(16) 6 ÷ 2 =

(17) 3 × 3 =

(18) 4 + 3 =

(19) 25 ÷ 5 =

(20) 16 − 8 =

(21) 6 × 5 =

(22) 5 − 3 =

(23) 32 ÷ 8 =

(24) 5 + 7 =

제13일

(25) $8 \times 2 =$

(26) $14 - 8 =$

(27) $15 \div 5 =$

(28) $5 + 9 =$

(29) $4 \times 7 =$

(30) $8 - 7 =$

(31) $72 \div 8 =$

(32) $3 + 2 =$

(33) $8 \div 2 =$

(34) $11 - 8 =$

(35) $3 \times 4 =$

(36) $35 \div 7 =$

(37) $8 + 4 =$

(38) $2 \times 9 =$

(39) $2 + 7 =$

(40) $8 \div 8 =$

(41) $12 - 5 =$

(42) $24 \div 4 =$

(43) $1 + 9 =$

(44) $9 \times 3 =$

(45) $7 - 3 =$

(46) $18 \div 9 =$

(47) $4 + 0 =$

(48) $42 \div 6 =$

(49) $10 - 2 =$

(50) $7 \times 6 =$

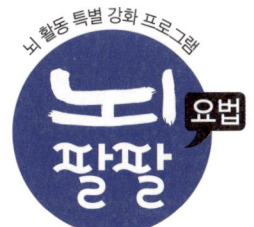

제14일

이름	날짜	시간
	월 일	시 분 초 ~ 시 분 초

※ 다음 계산을 하시오.

(1) 6 × 4 =

(2) 9 + 3 =

(3) 10 ÷ 5 =

(4) 14 − 8 =

(5) 9 × 9 =

(6) 5 + 4 =

(7) 49 ÷ 7 =

(8) 10 − 6 =

(9) 2 × 5 =

(10) 13 − 4 =

(11) 4 + 6 =

(12) 6 ÷ 1 =

(13) 81 ÷ 9 =

(14) 2 + 1 =

(15) 8 × 8 =

(16) 8 − 3 =

(17) 17 − 9 =

(18) 30 ÷ 6 =

(19) 5 + 8 =

(20) 5 × 7 =

(21) 3 + 3 =

(22) 16 ÷ 4 =

(23) 6 − 6 =

(24) 3 × 3 =

제14일

(25) $9 \times 6 =$ ☐

(26) $1 + 6 =$ ☐

(27) $48 \div 6 =$ ☐

(28) $4 - 1 =$ ☐

(29) $4 \times 2 =$ ☐

(30) $8 + 2 =$ ☐

(31) $18 \div 2 =$ ☐

(32) $11 - 6 =$ ☐

(33) $27 \div 9 =$ ☐

(34) $5 + 9 =$ ☐

(35) $7 \times 3 =$ ☐

(36) $9 - 5 =$ ☐

(37) $20 \div 4 =$ ☐

(38) $8 + 7 =$ ☐

(39) $3 \times 9 =$ ☐

(40) $15 - 8 =$ ☐

(41) $14 \div 7 =$ ☐

(42) $12 - 9 =$ ☐

(43) $8 \times 7 =$ ☐

(44) $4 + 5 =$ ☐

(45) $35 \div 5 =$ ☐

(46) $12 \div 3 =$ ☐

(47) $3 - 2 =$ ☐

(48) $3 \times 0 =$ ☐

(49) $4 + 7 =$ ☐

(50) $48 \div 8 =$ ☐

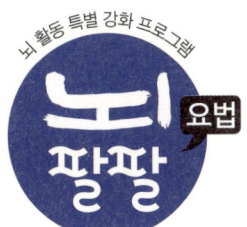

제15일

이름	날짜	시간
	월 일	시 분 초 ~ 시 분 초

※ 다음 계산을 하시오.

(1) 4 + 9 =

(2) 4 × 8 =

(3) 9 − 4 =

(4) 3 + 4 =

(5) 5 × 2 =

(6) 13 − 5 =

(7) 54 ÷ 9 =

(8) 12 ÷ 3 =

(9) 8 + 8 =

(10) 30 ÷ 6 =

(11) 7 − 1 =

(12) 7 × 9 =

(13) 8 × 4 =

(14) 7 + 1 =

(15) 45 ÷ 5 =

(16) 11 − 2 =

(17) 6 × 7 =

(18) 15 − 9 =

(19) 21 ÷ 7 =

(20) 3 + 8 =

(21) 7 × 1 =

(22) 10 − 3 =

(23) 32 ÷ 4 =

(24) 2 + 3 =

제15일

(25) $24 \div 6 =$ ☐

(26) $4 \times 4 =$ ☐

(27) $11 - 7 =$ ☐

(28) $64 \div 8 =$ ☐

(29) $7 + 3 =$ ☐

(30) $3 \times 7 =$ ☐

(31) $6 - 2 =$ ☐

(32) $18 \div 3 =$ ☐

(33) $6 \times 6 =$ ☐

(34) $9 + 8 =$ ☐

(35) $10 - 8 =$ ☐

(36) $2 \div 2 =$ ☐

(37) $0 + 5 =$ ☐

(38) $2 \times 3 =$ ☐

(39) $4 - 3 =$ ☐

(40) $63 \div 7 =$ ☐

(41) $8 + 4 =$ ☐

(42) $7 \times 8 =$ ☐

(43) $17 - 8 =$ ☐

(44) $7 + 2 =$ ☐

(45) $28 \div 4 =$ ☐

(46) $8 - 6 =$ ☐

(47) $9 \times 5 =$ ☐

(48) $6 + 8 =$ ☐

(49) $45 \div 9 =$ ☐

(50) $4 \div 2 =$ ☐

제3주 뇌 활성화 운동

| 이름 | | 날짜 | 월 | 일 |

수 세기 테스트

● 1부터 100까지 소리 내어 가능한 한 빨리 세어 보고, 소요 시간을 적으시오.

소요 시간 ☐ 분 ☐ 초

낱말 기억력 테스트

● 다음 낱말을 3분 동안 기억한 후, 뒷장으로 넘기시오.

시루	껌	냉면
밭	야채	참
음식	햄	간장
발	팥죽	모
두부	알	홍시

● 앞장에서 기억한 낱말을 순서에 관계없이 아래의 □ 안에 3분 동안 써 보시오. 기억이 나지 않는다고 절대로 앞장으로 넘기지 마시오.

기억한 낱말 수 ☐ 개

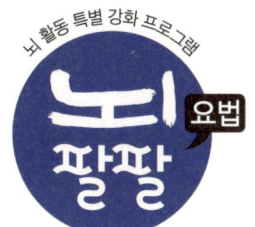

제16일

이름	날짜	시간
	월 일	시 분 초~ 시 분 초

※ 다음 계산을 하시오.

(1) 5 × 6 =

(2) 4 − 2 =

(3) 18 ÷ 2 =

(4) 6 × 3 =

(5) 1 + 3 =

(6) 11 − 6 =

(7) 2 ÷ 1 =

(8) 6 − 5 =

(9) 24 ÷ 4 =

(10) 5 + 5 =

(11) 2 × 4 =

(12) 7 + 4 =

(13) 32 ÷ 8 =

(14) 9 × 2 =

(15) 8 + 6 =

(16) 7 × 7 =

(17) 16 − 9 =

(18) 12 − 3 =

(19) 35 ÷ 7 =

(20) 5 + 7 =

(21) 3 × 8 =

(22) 9 − 0 =

(23) 3 + 6 =

(24) 10 ÷ 5 =

제16일

(25) $0 \times 8 =$ ☐

(26) $8 - 5 =$ ☐

(27) $25 \div 5 =$ ☐

(28) $7 + 8 =$ ☐

(29) $42 \div 7 =$ ☐

(30) $10 - 4 =$ ☐

(31) $7 \times 4 =$ ☐

(32) $14 - 6 =$ ☐

(33) $2 + 6 =$ ☐

(34) $16 \div 2 =$ ☐

(35) $24 \div 8 =$ ☐

(36) $1 + 9 =$ ☐

(37) $4 \times 9 =$ ☐

(38) $16 - 7 =$ ☐

(39) $5 + 1 =$ ☐

(40) $3 \times 2 =$ ☐

(41) $8 \div 4 =$ ☐

(42) $9 + 4 =$ ☐

(43) $5 \times 5 =$ ☐

(44) $42 \div 6 =$ ☐

(45) $4 + 2 =$ ☐

(46) $27 \div 3 =$ ☐

(47) $9 - 1 =$ ☐

(48) $11 - 9 =$ ☐

(49) $36 \div 9 =$ ☐

(50) $8 \times 6 =$ ☐

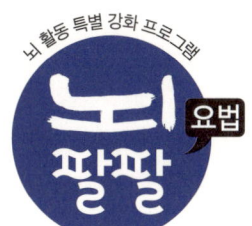

제17일

이름	날짜	시간
	월 일	시 분 초~ 시 분 초

※ 다음 계산을 하시오.

(1) $2 \times 2 =$
(2) $6 + 9 =$
(3) $10 - 7 =$
(4) $40 \div 5 =$
(5) $5 - 1 =$
(6) $5 \times 9 =$
(7) $2 + 4 =$
(8) $18 \div 6 =$
(9) $15 - 6 =$
(10) $7 \times 2 =$
(11) $5 + 6 =$
(12) $64 \div 8 =$

(13) $8 - 7 =$
(14) $8 \times 7 =$
(15) $9 + 7 =$
(16) $4 \div 4 =$
(17) $4 \times 3 =$
(18) $1 + 0 =$
(19) $9 \times 7 =$
(20) $11 - 3 =$
(21) $45 \div 9 =$
(22) $6 + 7 =$
(23) $7 - 4 =$
(24) $12 \div 2 =$

뇌팔팔요법

제17일

(25) $5 + 4 =$

(26) $36 \div 4 =$

(27) $6 \times 8 =$

(28) $7 + 5 =$

(29) $14 \div 7 =$

(30) $14 - 9 =$

(31) $9 \times 4 =$

(32) $6 + 2 =$

(33) $40 \div 8 =$

(34) $13 - 6 =$

(35) $6 \div 2 =$

(36) $6 - 4 =$

(37) $3 \times 5 =$

(38) $20 \div 5 =$

(39) $9 + 9 =$

(40) $72 \div 9 =$

(41) $10 - 1 =$

(42) $1 + 8 =$

(43) $6 \times 2 =$

(44) $9 - 3 =$

(45) $36 \div 6 =$

(46) $2 \times 6 =$

(47) $11 - 5 =$

(48) $21 \div 3 =$

(49) $6 + 4 =$

(50) $1 \times 1 =$

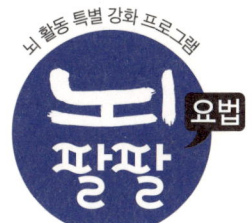

※ 다음 계산을 하시오.

(1) 7 × 6 =
(2) 49 ÷ 7 =
(3) 7 + 7 =
(4) 12 − 4 =
(5) 20 ÷ 4 =
(6) 9 − 7 =
(7) 5 × 3 =
(8) 9 + 1 =
(9) 81 ÷ 9 =
(10) 3 × 9 =
(11) 18 − 9 =
(12) 1 + 4 =
(13) 9 ÷ 3 =
(14) 10 − 5 =
(15) 4 × 0 =
(16) 8 + 5 =
(17) 16 ÷ 8 =
(18) 8 − 1 =
(19) 5 + 3 =
(20) 30 ÷ 5 =
(21) 2 + 9 =
(22) 8 × 4 =
(23) 11 − 8 =
(24) 2 × 5 =

제18일

(25) $15 \div 3 =$ ☐

(26) $8 \times 9 =$ ☐

(27) $9 + 6 =$ ☐

(28) $1 - 1 =$ ☐

(29) $8 \div 1 =$ ☐

(30) $2 + 5 =$ ☐

(31) $13 - 9 =$ ☐

(32) $56 \div 8 =$ ☐

(33) $4 + 8 =$ ☐

(34) $4 \times 5 =$ ☐

(35) $5 - 4 =$ ☐

(36) $16 \div 4 =$ ☐

(37) $2 \times 7 =$ ☐

(38) $15 - 7 =$ ☐

(39) $63 \div 7 =$ ☐

(40) $9 \times 8 =$ ☐

(41) $7 + 1 =$ ☐

(42) $12 \div 6 =$ ☐

(43) $11 - 4 =$ ☐

(44) $27 \div 9 =$ ☐

(45) $8 + 9 =$ ☐

(46) $6 \times 2 =$ ☐

(47) $16 \div 2 =$ ☐

(48) $2 + 2 =$ ☐

(49) $7 - 2 =$ ☐

(50) $5 \times 6 =$ ☐

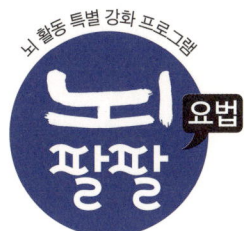

제19일

이름	날짜	시간
	월 일	시 분 초 ~ 시 분 초

※ 다음 계산을 하시오.

(1) 7 + 9 =

(2) 7 × 8 =

(3) 12 − 8 =

(4) 12 ÷ 4 =

(5) 3 + 2 =

(6) 48 ÷ 6 =

(7) 6 − 5 =

(8) 15 − 8 =

(9) 2 × 6 =

(10) 7 + 6 =

(11) 7 ÷ 7 =

(12) 6 × 9 =

(13) 8 × 3 =

(14) 9 − 6 =

(15) 8 ÷ 2 =

(16) 0 + 2 =

(17) 3 + 7 =

(18) 54 ÷ 9 =

(19) 10 − 1 =

(20) 4 × 2 =

(21) 13 − 7 =

(22) 45 ÷ 5 =

(23) 4 + 4 =

(24) 3 × 7 =

제19일

(25) $10 \div 2 =$

(26) $9 + 5 =$

(27) $6 \times 5 =$

(28) $17 - 9 =$

(29) $6 - 2 =$

(30) $54 \div 6 =$

(31) $6 + 1 =$

(32) $2 \times 1 =$

(33) $18 \div 9 =$

(34) $3 + 9 =$

(35) $3 \times 4 =$

(36) $10 - 8 =$

(37) $28 \div 4 =$

(38) $2 + 7 =$

(39) $9 \times 7 =$

(40) $3 - 1 =$

(41) $48 \div 8 =$

(42) $8 \times 5 =$

(43) $6 + 6 =$

(44) $15 \div 5 =$

(45) $12 - 7 =$

(46) $28 \div 7 =$

(47) $8 + 3 =$

(48) $5 \times 9 =$

(49) $8 - 3 =$

(50) $24 \div 3 =$

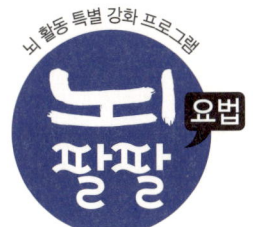

제20일

이름	날짜	시간
	월 일	시 분 초~ 시 분 초

※ 다음 계산을 하시오.

(1) $9 - 1 =$

(2) $24 \div 6 =$

(3) $9 \times 9 =$

(4) $8 + 8 =$

(5) $6 \div 3 =$

(6) $1 + 7 =$

(7) $16 - 8 =$

(8) $7 \times 4 =$

(9) $2 + 8 =$

(10) $4 \times 8 =$

(11) $27 \div 9 =$

(12) $10 - 5 =$

(13) $7 + 7 =$

(14) $32 \div 4 =$

(15) $5 - 2 =$

(16) $5 \times 3 =$

(17) $5 + 2 =$

(18) $2 \times 7 =$

(19) $14 - 5 =$

(20) $72 \div 8 =$

(21) $4 - 3 =$

(22) $14 \div 2 =$

(23) $0 \times 5 =$

(24) $4 + 7 =$

제20일

(25) $7 \times 9 =$ ☐

(26) $14 - 9 =$ ☐

(27) $18 \div 3 =$ ☐

(28) $3 + 3 =$ ☐

(29) $3 \times 8 =$ ☐

(30) $12 - 6 =$ ☐

(31) $5 + 8 =$ ☐

(32) $63 \div 9 =$ ☐

(33) $25 \div 5 =$ ☐

(34) $7 - 5 =$ ☐

(35) $4 \times 5 =$ ☐

(36) $3 + 5 =$ ☐

(37) $4 \div 2 =$ ☐

(38) $6 \times 6 =$ ☐

(39) $9 + 2 =$ ☐

(40) $56 \div 7 =$ ☐

(41) $14 - 7 =$ ☐

(42) $1 + 1 =$ ☐

(43) $8 \times 2 =$ ☐

(44) $18 - 9 =$ ☐

(45) $32 \div 8 =$ ☐

(46) $7 + 5 =$ ☐

(47) $3 \div 1 =$ ☐

(48) $4 - 0 =$ ☐

(49) $9 \times 3 =$ ☐

(50) $36 \div 4 =$ ☐

제4주
뇌 활성화 운동

이름   날짜   월   일

수 세기 테스트

● 1부터 100까지 소리 내어 가능한 한 빨리 세어 보고, 소요 시간을 적으시오.

소요 시간 ☐ 분 ☐ 초

낱말 기억력 테스트

● 다음 낱말을 3분 동안 기억한 후, 뒷장으로 넘기시오.

채소	과일	비지
무청	전병	피자
소금	참깨	달걀
양념	라면	흑미
나물	식빵	미음

● 앞장에서 기억한 낱말을 순서에 관계없이 아래의 □ 안에 3분 동안 써 보시오. 기억이 나지 않는다고 절대로 앞장으로 넘기지 마시오.

기억한 낱말 수 □ 개

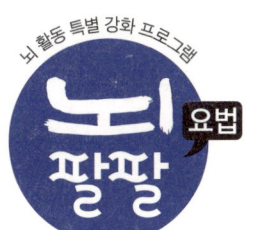

제21일

이름	날짜	시간
	월 일	시 분 초~ 시 분 초

※ 다음 계산을 하시오.

(1) 10 − 3 =

(2) 2 × 2 =

(3) 3 + 9 =

(4) 21 ÷ 3 =

(5) 3 − 2 =

(6) 8 × 6 =

(7) 6 + 3 =

(8) 14 ÷ 7 =

(9) 13 − 8 =

(10) 6 × 7 =

(11) 6 + 7 =

(12) 48 ÷ 8 =

(13) 12 ÷ 4 =

(14) 4 + 1 =

(15) 4 × 9 =

(16) 7 − 1 =

(17) 45 ÷ 9 =

(18) 11 − 5 =

(19) 1 × 5 =

(20) 7 + 8 =

(21) 4 + 6 =

(22) 18 ÷ 2 =

(23) 8 − 6 =

(24) 7 × 3 =

제21일

(25) $9 + 8 =$
(26) $49 \div 7 =$
(27) $9 - 5 =$
(28) $9 \times 4 =$
(29) $4 + 3 =$
(30) $24 \div 4 =$
(31) $11 - 2 =$
(32) $4 \times 3 =$
(33) $7 + 4 =$
(34) $36 \div 9 =$
(35) $3 \times 6 =$
(36) $2 \div 2 =$
(37) $13 - 9 =$

(38) $30 \div 6 =$
(39) $8 \times 8 =$
(40) $4 + 5 =$
(41) $2 \times 9 =$
(42) $10 - 7 =$
(43) $10 \div 5 =$
(44) $6 - 3 =$
(45) $8 + 6 =$
(46) $5 \times 5 =$
(47) $64 \div 8 =$
(48) $7 + 0 =$
(49) $27 \div 3 =$
(50) $14 - 6 =$

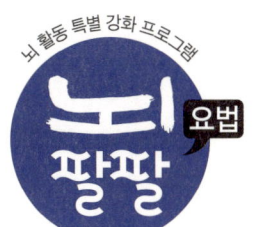

제22일

이름	날짜	시간
	월 일	시 분 초~ 시 분 초

※ 다음 계산을 하시오.

(1) $4 + 3 =$

(2) $4 \times 7 =$

(3) $12 - 9 =$

(4) $35 \div 5 =$

(5) $3 \times 3 =$

(6) $3 + 8 =$

(7) $6 \div 2 =$

(8) $7 - 7 =$

(9) $9 \times 6 =$

(10) $1 + 3 =$

(11) $63 \div 7 =$

(12) $15 - 6 =$

(13) $5 \times 4 =$

(14) $6 + 5 =$

(15) $9 \div 1 =$

(16) $11 - 3 =$

(17) $1 + 9 =$

(18) $24 \div 3 =$

(19) $9 - 2 =$

(20) $6 \times 8 =$

(21) $13 - 7 =$

(22) $12 \div 6 =$

(23) $3 + 6 =$

(24) $7 \times 5 =$

제22일

(25) $9 \div 3 =$
(26) $3 \times 2 =$
(27) $8 + 4 =$
(28) $54 \div 6 =$
(29) $7 - 3 =$
(30) $8 \times 9 =$
(31) $16 \div 8 =$
(32) $4 + 2 =$
(33) $16 - 9 =$
(34) $6 \times 3 =$
(35) $10 - 2 =$
(36) $3 + 7 =$
(37) $28 \div 4 =$

(38) $35 \div 7 =$
(39) $5 - 3 =$
(40) $9 \times 0 =$
(41) $9 + 4 =$
(42) $11 - 7 =$
(43) $54 \div 9 =$
(44) $8 + 1 =$
(45) $20 \div 5 =$
(46) $2 \times 8 =$
(47) $9 + 9 =$
(48) $16 \div 2 =$
(49) $4 - 1 =$
(50) $5 \times 7 =$

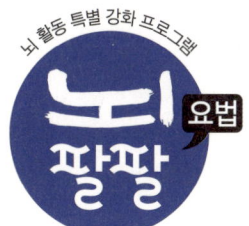

제23일

이름	날짜	시간
	월 일	시 분 초~ 시 분 초

※ 다음 계산을 하시오.

(1) $18 \div 3 =$

(2) $11 - 8 =$

(3) $3 \times 1 =$

(4) $9 + 7 =$

(5) $5 + 3 =$

(6) $40 \div 8 =$

(7) $2 - 1 =$

(8) $8 \times 5 =$

(9) $6 + 6 =$

(10) $8 \div 2 =$

(11) $10 - 9 =$

(12) $6 \times 2 =$

(13) $81 \div 9 =$

(14) $2 + 3 =$

(15) $12 - 3 =$

(16) $3 \times 9 =$

(17) $18 \div 6 =$

(18) $6 + 8 =$

(19) $8 - 2 =$

(20) $7 \times 7 =$

(21) $13 - 5 =$

(22) $40 \div 5 =$

(23) $5 + 1 =$

(24) $2 \times 3 =$

제23일

(25) $4 \times 4 =$ ☐

(26) $0 + 4 =$ ☐

(27) $45 \div 5 =$ ☐

(28) $10 - 4 =$ ☐

(29) $2 \times 7 =$ ☐

(30) $7 + 6 =$ ☐

(31) $12 \div 2 =$ ☐

(32) $9 - 8 =$ ☐

(33) $6 \times 6 =$ ☐

(34) $8 + 2 =$ ☐

(35) $72 \div 9 =$ ☐

(36) $11 - 6 =$ ☐

(37) $42 \div 6 =$ ☐

(38) $6 + 9 =$ ☐

(39) $9 \times 2 =$ ☐

(40) $4 - 2 =$ ☐

(41) $6 \div 3 =$ ☐

(42) $14 - 7 =$ ☐

(43) $5 \times 8 =$ ☐

(44) $5 + 6 =$ ☐

(45) $16 \div 4 =$ ☐

(46) $21 \div 7 =$ ☐

(47) $8 - 4 =$ ☐

(48) $8 \times 3 =$ ☐

(49) $8 \div 8 =$ ☐

(50) $2 + 7 =$ ☐

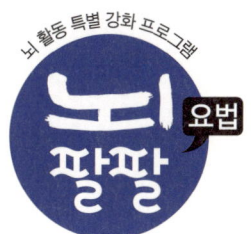

제24일

이름	날짜	시간
	월 일	시 분 초 ~ 시 분 초

※ 다음 계산을 하시오.

(1) 32 ÷ 4 =

(2) 8 + 5 =

(3) 8 × 7 =

(4) 10 − 6 =

(5) 18 ÷ 9 =

(6) 8 − 5 =

(7) 6 × 4 =

(8) 1 + 6 =

(9) 4 ÷ 1 =

(10) 15 − 9 =

(11) 3 × 5 =

(12) 2 + 8 =

(13) 10 ÷ 2 =

(14) 7 − 0 =

(15) 7 × 3 =

(16) 8 + 9 =

(17) 42 ÷ 7 =

(18) 11 − 4 =

(19) 4 + 5 =

(20) 4 × 6 =

(21) 9 + 2 =

(22) 5 × 2 =

(23) 9 − 4 =

(24) 15 ÷ 5 =

제24일

(25) $12 - 7 =$

(26) $4 \div 2 =$

(27) $5 + 9 =$

(28) $3 \times 8 =$

(29) $6 - 1 =$

(30) $30 \div 5 =$

(31) $11 - 9 =$

(32) $7 \times 2 =$

(33) $5 + 2 =$

(34) $24 \div 8 =$

(35) $48 \div 6 =$

(36) $8 + 3 =$

(37) $9 \times 5 =$

(38) $27 \div 3 =$

(39) $13 - 4 =$

(40) $0 \times 6 =$

(41) $2 \times 4 =$

(42) $2 + 1 =$

(43) $20 \div 4 =$

(44) $15 - 7 =$

(45) $5 + 7 =$

(46) $63 \div 9 =$

(47) $7 - 6 =$

(48) $4 + 4 =$

(49) $6 \times 9 =$

(50) $28 \div 7 =$

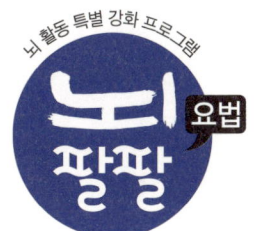

이름	날짜	시간
	월 일	시 분 초 ~ 시 분 초

제25일

※ 다음 계산을 하시오.

(1) 13 − 6 =

(2) 24 ÷ 4 =

(3) 6 + 4 =

(4) 8 × 2 =

(5) 4 − 2 =

(6) 9 + 1 =

(7) 14 ÷ 7 =

(8) 4 × 7 =

(9) 2 + 6 =

(10) 3 × 4 =

(11) 10 − 9 =

(12) 9 ÷ 9 =

(13) 4 + 9 =

(14) 12 ÷ 3 =

(15) 5 − 1 =

(16) 7 × 8 =

(17) 72 ÷ 8 =

(18) 12 − 4 =

(19) 9 × 3 =

(20) 8 + 7 =

(21) 30 ÷ 6 =

(22) 6 − 3 =

(23) 5 × 9 =

(24) 9 + 0 =

제25일

(25) $8 - 2 =$ ☐

(26) $5 \times 4 =$ ☐

(27) $36 \div 6 =$ ☐

(28) $3 + 3 =$ ☐

(29) $2 \times 6 =$ ☐

(30) $12 - 8 =$ ☐

(31) $15 \div 3 =$ ☐

(32) $4 + 8 =$ ☐

(33) $16 - 7 =$ ☐

(34) $56 \div 7 =$ ☐

(35) $2 + 9 =$ ☐

(36) $45 \div 5 =$ ☐

(37) $9 \times 7 =$ ☐

(38) $8 \div 4 =$ ☐

(39) $1 + 4 =$ ☐

(40) $1 \times 2 =$ ☐

(41) $10 - 4 =$ ☐

(42) $27 \div 9 =$ ☐

(43) $9 + 6 =$ ☐

(44) $14 \div 2 =$ ☐

(45) $9 - 8 =$ ☐

(46) $6 + 3 =$ ☐

(47) $4 \times 3 =$ ☐

(48) $11 - 2 =$ ☐

(49) $32 \div 8 =$ ☐

(50) $6 \times 5 =$ ☐

제5주 뇌 활성화 운동

이름		날짜	월 일

수 세기 테스트

- 1부터 100까지 소리 내어 가능한 한 빨리 세어 보고, 소요 시간을 적으시오.

  소요 시간 □ 분 □ 초

낱말 기억력 테스트

- 다음 낱말을 3분 동안 기억한 후, 뒷장으로 넘기시오.

낟알	생선	지방
식초	콜라	된장
찹쌀	고기	송편
만두	약밥	한과
우유	반찬	기름

● 앞장에서 기억한 낱말을 순서에 관계없이 아래의 □ 안에 3분 동안 써 보시오. 기억이 나지 않는다고 절대로 앞장으로 넘기지 마시오.

기억한 낱말 수 ☐ 개

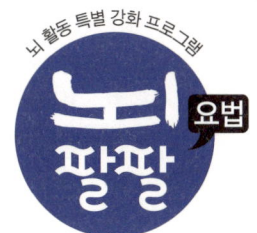

제26일

이름	날짜	시간
	월 일	시 분 초 ~ 시 분 초

※ 다음 계산을 하시오.

(1) 6 + 7 =

(2) 14 − 5 =

(3) 7 × 9 =

(4) 9 − 2 =

(5) 30 ÷ 5 =

(6) 2 + 5 =

(7) 5 × 3 =

(8) 17 − 9 =

(9) 49 ÷ 7 =

(10) 9 × 5 =

(11) 9 + 3 =

(12) 18 ÷ 2 =

(13) 2 × 8 =

(14) 15 − 8 =

(15) 1 + 2 =

(16) 24 ÷ 6 =

(17) 8 − 6 =

(18) 3 × 7 =

(19) 5 + 5 =

(20) 16 ÷ 8 =

(21) 12 − 6 =

(22) 5 + 4 =

(23) 20 ÷ 4 =

(24) 1 × 0 =

제26일

(25) $3 + 8 =$ ☐

(26) $7 \times 5 =$ ☐

(27) $9 - 9 =$ ☐

(28) $10 \div 5 =$ ☐

(29) $6 + 1 =$ ☐

(30) $21 \div 7 =$ ☐

(31) $56 \div 8 =$ ☐

(32) $13 - 8 =$ ☐

(33) $4 \times 8 =$ ☐

(34) $5 \times 7 =$ ☐

(35) $7 + 3 =$ ☐

(36) $24 \div 3 =$ ☐

(37) $12 - 9 =$ ☐

(38) $2 \times 2 =$ ☐

(39) $7 \div 1 =$ ☐

(40) $9 + 5 =$ ☐

(41) $7 - 2 =$ ☐

(42) $54 \div 6 =$ ☐

(43) $3 + 2 =$ ☐

(44) $8 \times 6 =$ ☐

(45) $10 - 6 =$ ☐

(46) $6 \times 4 =$ ☐

(47) $2 - 1 =$ ☐

(48) $36 \div 9 =$ ☐

(49) $12 \div 2 =$ ☐

(50) $7 + 9 =$ ☐

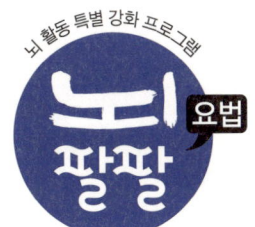

제27일

이름	날짜	시간
	월 일	시 분 초 ~ 시 분 초

※ 다음 계산을 하시오.

(1) $36 \div 4 =$

(2) $12 - 5 =$

(3) $2 \times 5 =$

(4) $0 + 6 =$

(5) $9 + 3 =$

(6) $12 \div 6 =$

(7) $4 - 1 =$

(8) $5 \times 8 =$

(9) $16 - 8 =$

(10) $8 + 6 =$

(11) $1 \div 1 =$

(12) $9 \times 6 =$

(13) $3 + 1 =$

(14) $21 \div 3 =$

(15) $6 - 4 =$

(16) $4 \times 2 =$

(17) $8 \times 3 =$

(18) $8 + 2 =$

(19) $72 \div 9 =$

(20) $14 - 8 =$

(21) $6 \times 7 =$

(22) $10 - 2 =$

(23) $15 \div 5 =$

(24) $2 + 4 =$

제27일

(25) $12 \div 4 =$ ☐

(26) $4 + 7 =$ ☐

(27) $3 \times 3 =$ ☐

(28) $17 - 8 =$ ☐

(29) $36 \div 6 =$ ☐

(30) $6 \times 1 =$ ☐

(31) $3 + 5 =$ ☐

(32) $45 \div 9 =$ ☐

(33) $9 - 5 =$ ☐

(34) $8 \times 5 =$ ☐

(35) $10 - 8 =$ ☐

(36) $16 \div 2 =$ ☐

(37) $5 + 8 =$ ☐

(38) $2 \times 9 =$ ☐

(39) $3 - 2 =$ ☐

(40) $35 \div 5 =$ ☐

(41) $6 + 9 =$ ☐

(42) $72 \div 8 =$ ☐

(43) $14 - 9 =$ ☐

(44) $9 \times 8 =$ ☐

(45) $7 + 2 =$ ☐

(46) $7 \times 4 =$ ☐

(47) $6 \div 3 =$ ☐

(48) $8 - 3 =$ ☐

(49) $28 \div 7 =$ ☐

(50) $5 + 5 =$ ☐

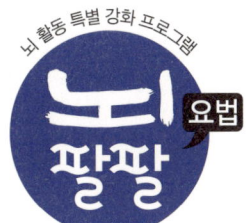

제28일

이름	날짜	시간
	월 일	시 분 초~ 시 분 초

※ 다음 계산을 하시오.

(1) 3 × 6 =
(2) 7 + 6 =
(3) 24 ÷ 8 =
(4) 9 − 6 =
(5) 4 × 4 =
(6) 11 − 9 =
(7) 3 + 4 =
(8) 18 ÷ 3 =
(9) 5 × 5 =
(10) 7 + 8 =
(11) 63 ÷ 9 =
(12) 12 − 3 =

(13) 8 − 4 =
(14) 0 × 4 =
(15) 9 + 2 =
(16) 25 ÷ 5 =
(17) 13 − 7 =
(18) 5 + 9 =
(19) 9 × 2 =
(20) 4 ÷ 2 =
(21) 1 + 8 =
(22) 6 × 8 =
(23) 7 − 1 =
(24) 48 ÷ 6 =

제28일

(25) $40 \div 5 =$

(26) $6 + 2 =$

(27) $3 \times 5 =$

(28) $18 - 9 =$

(29) $8 \times 4 =$

(30) $6 \div 1 =$

(31) $8 + 8 =$

(32) $14 - 6 =$

(33) $42 \div 7 =$

(34) $3 + 7 =$

(35) $7 \times 7 =$

(36) $12 \div 3 =$

(37) $1 - 0 =$

(38) $2 \times 3 =$

(39) $11 - 7 =$

(40) $40 \div 8 =$

(41) $2 + 2 =$

(42) $6 \times 2 =$

(43) $81 \div 9 =$

(44) $8 + 4 =$

(45) $28 \div 4 =$

(46) $7 - 5 =$

(47) $4 \times 9 =$

(48) $18 \div 6 =$

(49) $4 + 1 =$

(50) $10 - 3 =$

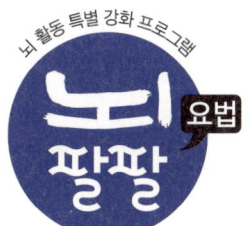

※ 다음 계산을 하시오.

(1) $1 \times 6 =$

(2) $15 - 6 =$

(3) $15 \div 3 =$

(4) $1 + 9 =$

(5) $56 \div 7 =$

(6) $6 - 2 =$

(7) $2 \times 7 =$

(8) $5 + 3 =$

(9) $16 \div 8 =$

(10) $10 - 7 =$

(11) $4 \times 5 =$

(12) $9 + 8 =$

(13) $9 - 1 =$

(14) $20 \div 5 =$

(15) $11 - 5 =$

(16) $6 \times 3 =$

(17) $7 + 7 =$

(18) $7 \times 8 =$

(19) $5 - 4 =$

(20) $4 + 3 =$

(21) $54 \div 9 =$

(22) $5 + 7 =$

(23) $5 \times 2 =$

(24) $14 \div 2 =$

제29일

(25) $8 \times 9 =$ ☐

(26) $6 + 5 =$ ☐

(27) $5 \div 5 =$ ☐

(28) $16 - 9 =$ ☐

(29) $3 \times 2 =$ ☐

(30) $5 + 0 =$ ☐

(31) $42 \div 6 =$ ☐

(32) $8 - 5 =$ ☐

(33) $35 \div 7 =$ ☐

(34) $4 + 6 =$ ☐

(35) $9 \times 4 =$ ☐

(36) $12 - 7 =$ ☐

(37) $27 \div 3 =$ ☐

(38) $5 \times 6 =$ ☐

(39) $18 \div 9 =$ ☐

(40) $2 + 3 =$ ☐

(41) $2 \times 4 =$ ☐

(42) $13 - 5 =$ ☐

(43) $32 \div 4 =$ ☐

(44) $8 + 7 =$ ☐

(45) $6 \div 2 =$ ☐

(46) $10 - 1 =$ ☐

(47) $1 + 1 =$ ☐

(48) $48 \div 8 =$ ☐

(49) $7 \times 2 =$ ☐

(50) $7 - 3 =$ ☐

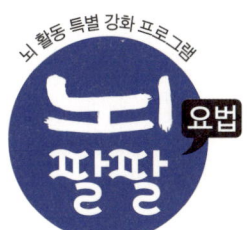

※ 다음 계산을 하시오.

(1) $9 \times 9 =$
(2) $3 + 6 =$
(3) $10 - 5 =$
(4) $64 \div 8 =$
(5) $2 + 8 =$
(6) $5 \times 7 =$
(7) $9 - 7 =$
(8) $21 \div 3 =$
(9) $14 - 5 =$
(10) $2 \div 1 =$
(11) $9 + 7 =$
(12) $8 \times 4 =$

(13) $5 + 2 =$
(14) $7 \times 3 =$
(15) $27 \div 9 =$
(16) $7 + 4 =$
(17) $15 - 9 =$
(18) $10 \div 2 =$
(19) $2 \times 5 =$
(20) $3 - 3 =$
(21) $16 \div 4 =$
(22) $16 - 8 =$
(23) $4 \times 6 =$
(24) $8 + 1 =$

제30일

(25) $8 \div 4 =$ ☐

(26) $7 - 6 =$ ☐

(27) $6 \times 5 =$ ☐

(28) $56 \div 8 =$ ☐

(29) $7 + 3 =$ ☐

(30) $11 - 8 =$ ☐

(31) $16 \div 2 =$ ☐

(32) $1 + 5 =$ ☐

(33) $24 \div 6 =$ ☐

(34) $6 - 1 =$ ☐

(35) $4 + 9 =$ ☐

(36) $7 \times 6 =$ ☐

(37) $2 \times 2 =$ ☐

(38) $5 + 6 =$ ☐

(39) $45 \div 9 =$ ☐

(40) $13 - 9 =$ ☐

(41) $8 \times 8 =$ ☐

(42) $9 \div 3 =$ ☐

(43) $6 + 2 =$ ☐

(44) $5 \times 0 =$ ☐

(45) $12 - 5 =$ ☐

(46) $6 + 6 =$ ☐

(47) $63 \div 7 =$ ☐

(48) $4 - 3 =$ ☐

(49) $3 \times 4 =$ ☐

(50) $30 \div 5 =$ ☐

제6주 뇌 활성화 운동

| 이름 | | 날짜 | 월 일 |

수 세기 테스트

● 1부터 100까지 소리 내어 가능한 한 빨리 세어 보고, 소요 시간을 적으시오.

소요 시간 ☐ 분 ☐ 초

낱말 기억력 테스트

● 다음 낱말을 3분 동안 기억한 후, 뒷장으로 넘기시오.

백미	두유	강정
냉국	숭늉	튀밥
치즈	김밥	어묵
김장	찐빵	사탕
맛살	녹차	호떡

● 앞장에서 기억한 낱말을 순서에 관계없이 아래의 □ 안에 3분 동안 써 보시오. 기억이 나지 않는다고 절대로 앞장으로 넘기지 마시오.

기억한 낱말 수 □ 개

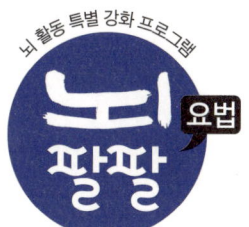

제31일

이름	날짜	시간
	월 일	시 분 초~ 시 분 초

※ 다음 계산을 하시오.

(1) $3 + 9 =$

(2) $81 \div 9 =$

(3) $16 - 7 =$

(4) $4 \times 9 =$

(5) $4 + 2 =$

(6) $7 \times 4 =$

(7) $32 \div 4 =$

(8) $5 - 3 =$

(9) $8 \times 1 =$

(10) $6 + 8 =$

(11) $48 \div 8 =$

(12) $11 - 4 =$

(13) $5 \times 5 =$

(14) $1 + 4 =$

(15) $20 \div 5 =$

(16) $12 - 9 =$

(17) $9 \times 3 =$

(18) $8 + 3 =$

(19) $9 - 3 =$

(20) $35 \div 7 =$

(21) $2 + 6 =$

(22) $2 \times 6 =$

(23) $15 - 8 =$

(24) $6 \div 2 =$

제31일

(25) $8 + 5 =$ ☐

(26) $24 \div 4 =$ ☐

(27) $10 - 3 =$ ☐

(28) $3 \times 8 =$ ☐

(29) $7 - 4 =$ ☐

(30) $8 \div 2 =$ ☐

(31) $40 \div 8 =$ ☐

(32) $0 + 8 =$ ☐

(33) $9 \times 5 =$ ☐

(34) $14 - 7 =$ ☐

(35) $6 \div 6 =$ ☐

(36) $4 \times 2 =$ ☐

(37) $9 + 9 =$ ☐

(38) $8 - 1 =$ ☐

(39) $21 \div 7 =$ ☐

(40) $6 \times 7 =$ ☐

(41) $9 + 1 =$ ☐

(42) $24 \div 3 =$ ☐

(43) $12 - 8 =$ ☐

(44) $4 + 8 =$ ☐

(45) $2 \times 3 =$ ☐

(46) $10 \div 5 =$ ☐

(47) $4 + 5 =$ ☐

(48) $8 \times 9 =$ ☐

(49) $6 - 5 =$ ☐

(50) $42 \div 6 =$ ☐

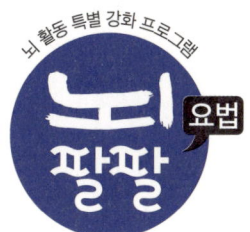

이름	날짜	시간
	월 일	시 분 초~ 시 분 초

제32일

※ 다음 계산을 하시오.

(1) 8 ÷ 1 =

(2) 8 − 0 =

(3) 9 + 4 =

(4) 3 × 6 =

(5) 11 − 3 =

(6) 36 ÷ 9 =

(7) 1 + 6 =

(8) 5 × 3 =

(9) 18 ÷ 2 =

(10) 9 − 4 =

(11) 7 × 5 =

(12) 7 + 5 =

(13) 49 ÷ 7 =

(14) 10 − 6 =

(15) 6 × 4 =

(16) 6 + 4 =

(17) 25 ÷ 5 =

(18) 5 − 2 =

(19) 4 + 4 =

(20) 2 × 8 =

(21) 17 − 8 =

(22) 8 + 9 =

(23) 8 ÷ 4 =

(24) 9 × 9 =

제32일

(25) $13 - 6 =$ ☐

(26) $2 + 9 =$ ☐

(27) $9 \times 4 =$ ☐

(28) $3 - 1 =$ ☐

(29) $12 \div 6 =$ ☐

(30) $3 + 2 =$ ☐

(31) $15 \div 3 =$ ☐

(32) $8 \times 5 =$ ☐

(33) $14 - 8 =$ ☐

(34) $24 \div 8 =$ ☐

(35) $16 \div 4 =$ ☐

(36) $4 \times 7 =$ ☐

(37) $5 + 8 =$ ☐

(38) $63 \div 9 =$ ☐

(39) $15 - 9 =$ ☐

(40) $0 \times 9 =$ ☐

(41) $40 \div 5 =$ ☐

(42) $8 - 7 =$ ☐

(43) $2 + 7 =$ ☐

(44) $12 \div 2 =$ ☐

(45) $7 \times 6 =$ ☐

(46) $9 + 6 =$ ☐

(47) $63 \div 7 =$ ☐

(48) $12 - 4 =$ ☐

(49) $3 \times 2 =$ ☐

(50) $2 + 1 =$ ☐

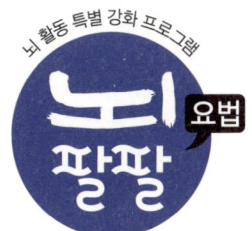

제33일

이름	날짜	시간
	월 일	시 분 초~ 시 분 초

※ 다음 계산을 하시오.

(1) 9 × 6 =

(2) 7 − 3 =

(3) 32 ÷ 8 =

(4) 5 + 6 =

(5) 3 × 7 =

(6) 11 − 6 =

(7) 72 ÷ 9 =

(8) 7 + 2 =

(9) 14 − 9 =

(10) 9 + 5 =

(11) 7 × 9 =

(12) 4 ÷ 2 =

(13) 4 + 8 =

(14) 8 × 3 =

(15) 8 − 5 =

(16) 42 ÷ 7 =

(17) 3 + 0 =

(18) 5 × 4 =

(19) 13 − 8 =

(20) 3 ÷ 3 =

(21) 5 + 5 =

(22) 15 ÷ 5 =

(23) 6 − 1 =

(24) 4 × 8 =

제33일

(25) $4 \times 5 =$ ☐

(26) $28 \div 7 =$ ☐

(27) $5 + 1 =$ ☐

(28) $18 \div 9 =$ ☐

(29) $9 - 8 =$ ☐

(30) $3 \times 3 =$ ☐

(31) $7 + 6 =$ ☐

(32) $10 \div 2 =$ ☐

(33) $7 \times 2 =$ ☐

(34) $3 + 3 =$ ☐

(35) $36 \div 6 =$ ☐

(36) $13 - 4 =$ ☐

(37) $10 - 8 =$ ☐

(38) $7 + 9 =$ ☐

(39) $6 \times 8 =$ ☐

(40) $28 \div 4 =$ ☐

(41) $4 - 2 =$ ☐

(42) $2 + 5 =$ ☐

(43) $64 \div 8 =$ ☐

(44) $15 - 7 =$ ☐

(45) $2 \times 9 =$ ☐

(46) $9 \div 3 =$ ☐

(47) $8 + 2 =$ ☐

(48) $45 \div 5 =$ ☐

(49) $12 - 6 =$ ☐

(50) $1 \times 7 =$ ☐

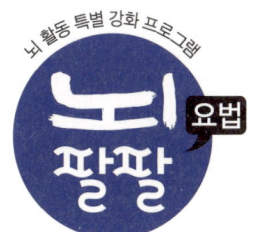

제34일

이름	날짜	시간
	월 일	시 분 초 ~ 시 분 초

※ 다음 계산을 하시오.

(1) 7 + 3 =

(2) 48 ÷ 6 =

(3) 11 − 9 =

(4) 15 − 6 =

(5) 7 × 0 =

(6) 2 + 4 =

(7) 6 ÷ 2 =

(8) 4 − 1 =

(9) 5 × 6 =

(10) 9 + 8 =

(11) 72 ÷ 8 =

(12) 4 × 3 =

(13) 20 ÷ 4 =

(14) 7 + 1 =

(15) 9 × 2 =

(16) 12 − 7 =

(17) 7 − 6 =

(18) 14 ÷ 7 =

(19) 8 + 4 =

(20) 3 × 5 =

(21) 18 ÷ 3 =

(22) 10 − 4 =

(23) 8 × 8 =

(24) 5 + 4 =

제34일

(25) $7 \times 7 =$

(26) $56 \div 7 =$

(27) $3 + 8 =$

(28) $13 - 5 =$

(29) $2 \times 4 =$

(30) $6 - 4 =$

(31) $27 \div 3 =$

(32) $1 + 3 =$

(33) $30 \div 6 =$

(34) $17 - 9 =$

(35) $5 + 9 =$

(36) $8 \times 6 =$

(37) $5 \div 1 =$

(38) $6 + 7 =$

(39) $6 \times 3 =$

(40) $9 - 3 =$

(41) $8 \div 2 =$

(42) $11 - 4 =$

(43) $35 \div 5 =$

(44) $3 + 5 =$

(45) $54 \div 9 =$

(46) $4 \times 9 =$

(47) $9 + 1 =$

(48) $12 \div 4 =$

(49) $5 - 5 =$

(50) $5 \times 8 =$

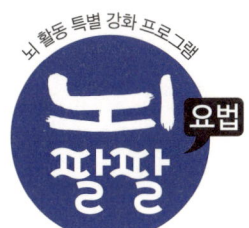

제35일

이름	날짜	시간
	월 일	시 분 초~ 시 분 초

※ 다음 계산을 하시오.

(1) 2 × 8 =

(2) 6 + 9 =

(3) 12 − 6 =

(4) 16 ÷ 2 =

(5) 8 − 3 =

(6) 6 × 2 =

(7) 1 + 5 =

(8) 27 ÷ 9 =

(9) 10 − 2 =

(10) 9 × 7 =

(11) 2 + 8 =

(12) 7 ÷ 7 =

(13) 15 − 8 =

(14) 54 ÷ 6 =

(15) 0 + 1 =

(16) 4 × 4 =

(17) 7 − 5 =

(18) 5 × 9 =

(19) 12 ÷ 3 =

(20) 7 + 4 =

(21) 8 × 5 =

(22) 11 − 7 =

(23) 56 ÷ 8 =

(24) 6 + 3 =

제35일

(25) $6 - 3 =$

(26) $7 \times 3 =$

(27) $6 \div 3 =$

(28) $8 + 6 =$

(29) $28 \div 7 =$

(30) $9 \times 1 =$

(31) $18 - 9 =$

(32) $36 \div 4 =$

(33) $3 + 4 =$

(34) $5 \times 2 =$

(35) $10 - 7 =$

(36) $72 \div 9 =$

(37) $2 + 9 =$

(38) $3 - 2 =$

(39) $6 \times 6 =$

(40) $6 + 6 =$

(41) $14 \div 2 =$

(42) $11 - 2 =$

(43) $8 \times 7 =$

(44) $48 \div 8 =$

(45) $2 + 2 =$

(46) $3 \times 9 =$

(47) $9 - 1 =$

(48) $18 \div 6 =$

(49) $9 + 4 =$

(50) $45 \div 5 =$

제7주
뇌 활성화 운동

| 이름 | | 날짜 | 월 | 일 |

수 세기 테스트

● 1부터 100까지 소리 내어 가능한 한 빨리 세어 보고, 소요 시간을 적으시오.

소요 시간 ☐ 분 ☐ 초

낱말 기억력 테스트

● 다음 낱말을 3분 동안 기억한 후, 뒷장으로 넘기시오.

밀가루	감식초	국
뜸	부침개	청
누룽지	물	단백질
빵	소고기	상
호박잎	젓	취나물

● 앞장에서 기억한 낱말을 순서에 관계없이 아래의 □ 안에 3분 동안 써 보시오. 기억이 나지 않는다고 절대로 앞장으로 넘기지 마시오.

기억한 낱말 수 □ 개

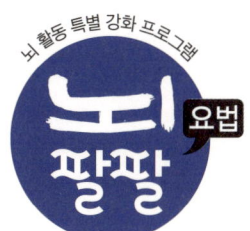

제36일

이름	날짜	시간
	월 일	시 분 초~ 시 분 초

※ 다음 계산을 하시오.

(1) 15 ÷ 5 =

(2) 9 × 8 =

(3) 1 + 9 =

(4) 17 − 8 =

(5) 16 ÷ 8 =

(6) 8 − 4 =

(7) 0 × 2 =

(8) 8 + 5 =

(9) 24 ÷ 3 =

(10) 13 − 9 =

(11) 5 × 3 =

(12) 1 + 2 =

(13) 8 × 7 =

(14) 9 − 6 =

(15) 36 ÷ 6 =

(16) 9 + 3 =

(17) 4 × 6 =

(18) 11 − 5 =

(19) 4 + 4 =

(20) 63 ÷ 9 =

(21) 7 × 4 =

(22) 7 + 7 =

(23) 16 ÷ 4 =

(24) 5 − 1 =

제36일

(25) $8 + 3 =$

(26) $8 \times 2 =$

(27) $24 \div 6 =$

(28) $4 + 2 =$

(29) $9 \div 1 =$

(30) $13 - 8 =$

(31) $3 \times 7 =$

(32) $2 - 0 =$

(33) $10 \div 2 =$

(34) $7 + 9 =$

(35) $9 \times 4 =$

(36) $14 - 6 =$

(37) $56 \div 7 =$

(38) $8 + 1 =$

(39) $6 \times 9 =$

(40) $8 \div 4 =$

(41) $16 - 9 =$

(42) $5 \times 6 =$

(43) $24 \div 8 =$

(44) $5 - 4 =$

(45) $27 \div 3 =$

(46) $4 + 6 =$

(47) $2 \times 5 =$

(48) $10 - 5 =$

(49) $30 \div 5 =$

(50) $2 + 5 =$

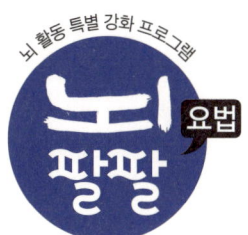

제37일

이름	날짜	시간
	월 일	시 분 초~ 시 분 초

※ 다음 계산을 하시오.

(1) 10 − 1 =

(2) 5 × 8 =

(3) 30 ÷ 6 =

(4) 3 + 9 =

(5) 28 ÷ 4 =

(6) 2 + 7 =

(7) 8 − 6 =

(8) 1 × 4 =

(9) 8 + 7 =

(10) 54 ÷ 9 =

(11) 13 − 4 =

(12) 8 × 9 =

(13) 6 + 5 =

(14) 45 ÷ 5 =

(15) 5 − 2 =

(16) 3 × 2 =

(17) 5 + 3 =

(18) 14 ÷ 7 =

(19) 14 − 8 =

(20) 9 × 6 =

(21) 2 ÷ 2 =

(22) 9 − 5 =

(23) 9 + 9 =

(24) 6 × 3 =

제37일

(25) $40 \div 5 =$ ☐

(26) $6 + 0 =$ ☐

(27) $7 \times 7 =$ ☐

(28) $11 - 8 =$ ☐

(29) $2 \div 2 =$ ☐

(30) $63 \div 7 =$ ☐

(31) $9 + 5 =$ ☐

(32) $3 \times 9 =$ ☐

(33) $15 - 7 =$ ☐

(34) $9 \div 3 =$ ☐

(35) $3 + 7 =$ ☐

(36) $4 \times 4 =$ ☐

(37) $2 - 1 =$ ☐

(38) $48 \div 6 =$ ☐

(39) $10 - 9 =$ ☐

(40) $9 \times 5 =$ ☐

(41) $5 + 2 =$ ☐

(42) $32 \div 8 =$ ☐

(43) $12 - 5 =$ ☐

(44) $45 \div 9 =$ ☐

(45) $8 + 9 =$ ☐

(46) $6 \times 8 =$ ☐

(47) $7 - 2 =$ ☐

(48) $2 \times 6 =$ ☐

(49) $1 + 7 =$ ☐

(50) $24 \div 4 =$ ☐

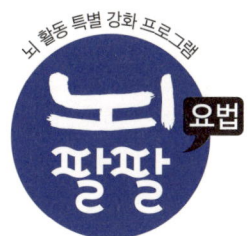

이름	날짜	시간
	월 일	시 분 초~ 시 분 초

제38일

※ 다음 계산을 하시오.

(1) 11 − 3 =

(2) 6 + 2 =

(3) 9 × 9 =

(4) 72 ÷ 8 =

(5) 4 + 7 =

(6) 12 ÷ 2 =

(7) 8 − 2 =

(8) 3 × 8 =

(9) 9 + 6 =

(10) 4 ÷ 1 =

(11) 16 − 8 =

(12) 4 × 3 =

(13) 1 + 8 =

(14) 8 × 2 =

(15) 4 − 4 =

(16) 10 ÷ 5 =

(17) 5 × 4 =

(18) 6 + 8 =

(19) 21 ÷ 3 =

(20) 12 − 9 =

(21) 6 × 7 =

(22) 35 ÷ 7 =

(23) 2 + 2 =

(24) 14 − 5 =

제38일

(25) $7 + 5 =$

(26) $6 \times 5 =$

(27) $13 - 7 =$

(28) $15 \div 3 =$

(29) $9 - 2 =$

(30) $4 + 1 =$

(31) $64 \div 8 =$

(32) $35 \div 5 =$

(33) $16 - 9 =$

(34) $7 \times 6 =$

(35) $6 + 4 =$

(36) $12 \div 6 =$

(37) $2 \times 3 =$

(38) $18 \div 2 =$

(39) $4 + 9 =$

(40) $5 \times 0 =$

(41) $3 - 1 =$

(42) $36 \div 9 =$

(43) $10 - 6 =$

(44) $4 \times 7 =$

(45) $2 + 4 =$

(46) $42 \div 7 =$

(47) $9 + 2 =$

(48) $9 \times 8 =$

(49) $6 - 5 =$

(50) $12 \div 4 =$

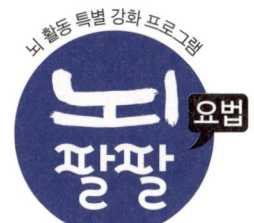

제39일

이름	날짜	시간
	월 일	시 분 초~ 시 분 초

※ 다음 계산을 하시오.

(1) 5 + 7 =

(2) 18 ÷ 6 =

(3) 11 − 6 =

(4) 2 × 2 =

(5) 2 + 3 =

(6) 20 ÷ 5 =

(7) 7 − 4 =

(8) 6 ÷ 3 =

(9) 5 × 5 =

(10) 9 + 7 =

(11) 9 × 7 =

(12) 12 − 3 =

(13) 4 × 6 =

(14) 6 + 1 =

(15) 36 ÷ 4 =

(16) 10 − 8 =

(17) 8 × 3 =

(18) 6 − 2 =

(19) 49 ÷ 7 =

(20) 2 + 9 =

(21) 18 ÷ 9 =

(22) 14 − 7 =

(23) 7 × 1 =

(24) 3 + 5 =

제39일

(25) $7 - 1 =$ ☐

(26) $2 \times 9 =$ ☐

(27) $6 + 4 =$ ☐

(28) $4 \div 2 =$ ☐

(29) $8 \times 6 =$ ☐

(30) $8 + 8 =$ ☐

(31) $42 \div 6 =$ ☐

(32) $10 - 4 =$ ☐

(33) $6 \times 2 =$ ☐

(34) $81 \div 9 =$ ☐

(35) $4 - 3 =$ ☐

(36) $0 + 5 =$ ☐

(37) $32 \div 4 =$ ☐

(38) $4 \times 5 =$ ☐

(39) $5 \div 5 =$ ☐

(40) $7 + 8 =$ ☐

(41) $7 \times 8 =$ ☐

(42) $18 - 9 =$ ☐

(43) $40 \div 8 =$ ☐

(44) $9 - 7 =$ ☐

(45) $12 \div 3 =$ ☐

(46) $6 + 3 =$ ☐

(47) $3 \times 4 =$ ☐

(48) $12 - 8 =$ ☐

(49) $21 \div 7 =$ ☐

(50) $9 + 5 =$ ☐

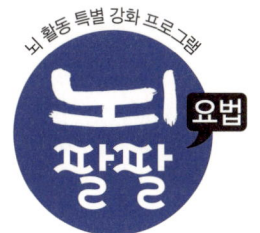

제40일

이름	날짜	시간
	월 일	시 분 초~ 시 분 초

※ 다음 계산을 하시오.

(1) 11 − 7 =

(2) 8 × 4 =

(3) 4 + 9 =

(4) 24 ÷ 6 =

(5) 8 − 1 =

(6) 5 × 7 =

(7) 5 + 5 =

(8) 72 ÷ 9 =

(9) 10 − 9 =

(10) 6 ÷ 2 =

(11) 3 + 1 =

(12) 3 × 5 =

(13) 7 × 9 =

(14) 3 − 0 =

(15) 9 + 8 =

(16) 56 ÷ 8 =

(17) 7 + 5 =

(18) 5 ÷ 1 =

(19) 16 − 7 =

(20) 9 × 2 =

(21) 4 + 3 =

(22) 2 × 7 =

(23) 5 − 3 =

(24) 25 ÷ 5 =

제40일

(25) $3 + 8 =$ ☐

(26) $15 \div 5 =$ ☐

(27) $12 - 4 =$ ☐

(28) $28 \div 7 =$ ☐

(29) $5 \times 2 =$ ☐

(30) $8 - 7 =$ ☐

(31) $1 + 1 =$ ☐

(32) $18 \div 3 =$ ☐

(33) $3 \times 3 =$ ☐

(34) $13 - 6 =$ ☐

(35) $64 \div 8 =$ ☐

(36) $6 \times 6 =$ ☐

(37) $6 + 8 =$ ☐

(38) $20 \div 4 =$ ☐

(39) $10 - 2 =$ ☐

(40) $2 + 6 =$ ☐

(41) $54 \div 6 =$ ☐

(42) $4 \times 8 =$ ☐

(43) $9 + 1 =$ ☐

(44) $0 \times 5 =$ ☐

(45) $9 - 4 =$ ☐

(46) $27 \div 9 =$ ☐

(47) $14 \div 2 =$ ☐

(48) $4 + 5 =$ ☐

(49) $9 \times 3 =$ ☐

(50) $14 - 8 =$ ☐

제8주
뇌 활성화 운동

| 이름 | | 날짜 | 월 | 일 |

수 세기 테스트

● 1부터 100까지 소리 내어 가능한 한 빨리 세어 보고, 소요 시간을 적으시오.

소요 시간 ☐ 분 ☐ 초

낱말 기억력 테스트

● 다음 낱말을 3분 동안 기억한 후, 뒷장으로 넘기시오.

과자	가마솥	요리
엿기름	메주	수제비
순대	단무지	보리밥
장아찌	연시	풋고추
현미	물냉면	김치

● 앞장에서 기억한 낱말을 순서에 관계없이 아래의 ☐ 안에 3분 동안 써 보시오. 기억이 나지 않는다고 절대로 앞장으로 넘기지 마시오.

기억한 낱말 수 ☐ 개

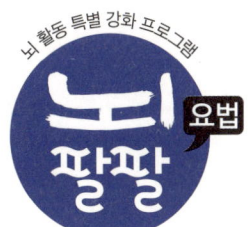

제41일

이름	날짜	시간
	월 일	시 분 초~ 시 분 초

※ 다음 계산을 하시오.

(1) 8 ÷ 4 =

(2) 14 − 6 =

(3) 9 × 7 =

(4) 3 + 0 =

(5) 27 ÷ 3 =

(6) 6 − 1 =

(7) 4 × 2 =

(8) 7 + 9 =

(9) 9 ÷ 9 =

(10) 10 − 3 =

(11) 5 × 3 =

(12) 8 + 2 =

(13) 56 ÷ 8 =

(14) 3 − 2 =

(15) 7 × 5 =

(16) 6 + 6 =

(17) 10 ÷ 2 =

(18) 15 − 8 =

(19) 6 × 9 =

(20) 3 + 3 =

(21) 36 ÷ 6 =

(22) 8 + 5 =

(23) 3 × 6 =

(24) 9 − 5 =

제41일

(25) $40 \div 5 =$ ☐

(26) $12 - 3 =$ ☐

(27) $16 \div 8 =$ ☐

(28) $1 \times 5 =$ ☐

(29) $3 + 2 =$ ☐

(30) $14 \div 2 =$ ☐

(31) $10 - 7 =$ ☐

(32) $6 \times 3 =$ ☐

(33) $4 + 7 =$ ☐

(34) $30 \div 6 =$ ☐

(35) $5 - 3 =$ ☐

(36) $6 + 9 =$ ☐

(37) $5 \times 9 =$ ☐

(38) $14 - 9 =$ ☐

(39) $1 + 6 =$ ☐

(40) $81 \div 9 =$ ☐

(41) $7 \times 2 =$ ☐

(42) $9 + 3 =$ ☐

(43) $9 \div 3 =$ ☐

(44) $2 \times 4 =$ ☐

(45) $11 - 5 =$ ☐

(46) $8 \times 8 =$ ☐

(47) $42 \div 7 =$ ☐

(48) $8 - 2 =$ ☐

(49) $16 \div 4 =$ ☐

(50) $7 + 2 =$ ☐

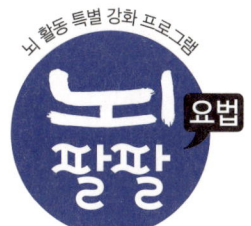

제42일

이름	날짜	시간
	월 일	시 분 초 ~ 시 분 초

※ 다음 계산을 하시오.

(1) $48 \div 6 =$

(2) $9 + 7 =$

(3) $7 \times 6 =$

(4) $12 - 5 =$

(5) $15 \div 3 =$

(6) $8 + 1 =$

(7) $3 \times 9 =$

(8) $7 - 4 =$

(9) $2 \times 8 =$

(10) $21 \div 7 =$

(11) $4 + 8 =$

(12) $11 - 9 =$

(13) $13 - 4 =$

(14) $35 \div 5 =$

(15) $5 + 4 =$

(16) $8 \times 3 =$

(17) $5 - 1 =$

(18) $18 \div 9 =$

(19) $7 + 3 =$

(20) $4 \times 0 =$

(21) $36 \div 4 =$

(22) $16 - 8 =$

(23) $5 \times 2 =$

(24) $3 + 4 =$

제42일

(25) $3 \times 2 =$

(26) $16 \div 2 =$

(27) $5 + 9 =$

(28) $11 - 6 =$

(29) $30 \div 5 =$

(30) $1 + 3 =$

(31) $6 \times 4 =$

(32) $6 - 5 =$

(33) $12 \div 6 =$

(34) $9 \times 8 =$

(35) $8 - 8 =$

(36) $20 \div 4 =$

(37) $2 + 8 =$

(38) $63 \div 9 =$

(39) $15 - 9 =$

(40) $12 \div 3 =$

(41) $7 + 6 =$

(42) $2 \times 5 =$

(43) $9 - 2 =$

(44) $8 \times 6 =$

(45) $72 \div 8 =$

(46) $3 + 6 =$

(47) $4 \times 7 =$

(48) $10 - 1 =$

(49) $9 + 2 =$

(50) $1 \div 1 =$

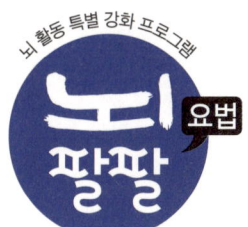

※ 다음 계산을 하시오.

(1) 4 + 2 =
(2) 14 ÷ 7 =
(3) 14 − 7 =
(4) 5 × 8 =
(5) 8 + 9 =
(6) 48 ÷ 8 =
(7) 3 × 3 =
(8) 9 − 4 =
(9) 9 × 4 =
(10) 1 + 9 =
(11) 18 ÷ 2 =
(12) 11 − 3 =

(13) 6 × 7 =
(14) 3 ÷ 3 =
(15) 0 + 2 =
(16) 5 − 2 =
(17) 36 ÷ 9 =
(18) 5 + 6 =
(19) 2 × 2 =
(20) 15 − 6 =
(21) 4 + 5 =
(22) 12 ÷ 4 =
(23) 10 − 5 =
(24) 7 × 9 =

제43일

(25) $9 + 4 =$ ☐

(26) $6 \times 1 =$ ☐

(27) $12 - 8 =$ ☐

(28) $32 \div 4 =$ ☐

(29) $42 \div 6 =$ ☐

(30) $8 - 6 =$ ☐

(31) $4 \times 5 =$ ☐

(32) $1 + 2 =$ ☐

(33) $4 \div 2 =$ ☐

(34) $45 \div 9 =$ ☐

(35) $8 + 3 =$ ☐

(36) $8 \times 9 =$ ☐

(37) $17 - 9 =$ ☐

(38) $20 \div 5 =$ ☐

(39) $8 + 6 =$ ☐

(40) $3 \times 6 =$ ☐

(41) $2 - 1 =$ ☐

(42) $2 + 6 =$ ☐

(43) $63 \div 7 =$ ☐

(44) $10 - 4 =$ ☐

(45) $7 \times 3 =$ ☐

(46) $7 - 3 =$ ☐

(47) $18 \div 3 =$ ☐

(48) $24 \div 8 =$ ☐

(49) $5 + 7 =$ ☐

(50) $2 \times 7 =$ ☐

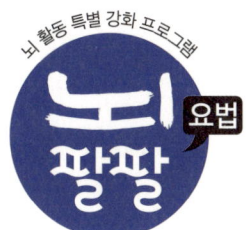

제44일

이름	날짜	시간
	월 일	시 분 초 ~ 시 분 초

※ 다음 계산을 하시오.

(1) 18 − 9 =

(2) 9 × 9 =

(3) 5 + 8 =

(4) 10 ÷ 5 =

(5) 10 − 3 =

(6) 35 ÷ 7 =

(7) 1 + 5 =

(8) 5 × 6 =

(9) 7 − 2 =

(10) 8 × 7 =

(11) 8 + 8 =

(12) 12 ÷ 2 =

(13) 9 − 8 =

(14) 3 + 7 =

(15) 4 × 3 =

(16) 54 ÷ 6 =

(17) 4 + 3 =

(18) 0 × 4 =

(19) 11 − 8 =

(20) 32 ÷ 8 =

(21) 6 × 2 =

(22) 7 + 8 =

(23) 24 ÷ 3 =

(24) 3 − 1 =

제44일

(25) $15 - 7 =$

(26) $2 + 7 =$

(27) $9 \times 2 =$

(28) $28 \div 4 =$

(29) $6 - 3 =$

(30) $2 \div 1 =$

(31) $8 \times 5 =$

(32) $18 \div 6 =$

(33) $7 + 4 =$

(34) $13 - 9 =$

(35) $8 \div 2 =$

(36) $9 + 6 =$

(37) $2 \times 4 =$

(38) $11 - 2 =$

(39) $56 \div 7 =$

(40) $4 + 1 =$

(41) $45 \div 5 =$

(42) $8 - 0 =$

(43) $4 \times 9 =$

(44) $40 \div 8 =$

(45) $3 + 9 =$

(46) $12 - 6 =$

(47) $6 \div 3 =$

(48) $2 + 2 =$

(49) $3 \times 8 =$

(50) $7 \times 7 =$

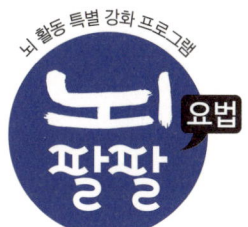

제45일

이름	날짜	시간
	월 일	시 분 초 ~ 시 분 초

※ 다음 계산을 하시오.

(1) 6 × 4 =

(2) 6 + 7 =

(3) 16 ÷ 4 =

(4) 12 − 4 =

(5) 4 × 8 =

(6) 8 − 5 =

(7) 12 ÷ 6 =

(8) 7 + 1 =

(9) 72 ÷ 8 =

(10) 10 − 9 =

(11) 1 × 2 =

(12) 4 + 6 =

(13) 4 − 2 =

(14) 7 × 5 =

(15) 21 ÷ 3 =

(16) 9 + 9 =

(17) 9 × 6 =

(18) 54 ÷ 9 =

(19) 8 + 4 =

(20) 13 − 7 =

(21) 15 ÷ 5 =

(22) 2 × 3 =

(23) 3 + 3 =

(24) 6 − 2 =

제45일

(25) $6 \div 2 =$

(26) $13 - 8 =$

(27) $49 \div 7 =$

(28) $4 \times 6 =$

(29) $4 - 3 =$

(30) $8 \times 2 =$

(31) $8 + 7 =$

(32) $6 \div 6 =$

(33) $24 \div 4 =$

(34) $7 + 2 =$

(35) $3 \times 4 =$

(36) $17 - 8 =$

(37) $6 + 5 =$

(38) $10 - 6 =$

(39) $9 \times 3 =$

(40) $32 \div 8 =$

(41) $9 - 1 =$

(42) $25 \div 5 =$

(43) $2 + 3 =$

(44) $5 \times 7 =$

(45) $11 - 4 =$

(46) $7 + 7 =$

(47) $72 \div 9 =$

(48) $4 + 0 =$

(49) $27 \div 3 =$

(50) $6 \times 9 =$

제9주
뇌 활성화 운동

이름   날짜   월   일

수 세기 테스트

- 1부터 100까지 소리 내어 가능한 한 빨리 세어 보고, 소요 시간을 적으시오.

소요 시간 ☐ 분 ☐ 초

낱말 기억력 테스트

- 다음 낱말을 3분 동안 기억한 후, 뒷장으로 넘기시오.

계란	강냉이	커피
고추장	순두부	가마
콩나물	식량	애호박
당면	막걸리	홍삼
빈대떡	설탕	해장국

● 앞장에서 기억한 낱말을 순서에 관계없이 아래의 □ 안에 3분 동안 써 보시오. 기억이 나지 않는다고 절대로 앞장으로 넘기지 마시오.

기억한 낱말 수 □ 개

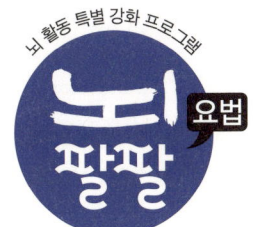

제46일

이름	날짜	시간
	월 일	시 분 초 ~ 시 분 초

※ 다음 계산을 하시오.

(1) 2 × 6 =

(2) 12 ÷ 3 =

(3) 11 − 9 =

(4) 7 + 4 =

(5) 6 ÷ 1 =

(6) 6 + 2 =

(7) 6 × 5 =

(8) 16 − 7 =

(9) 8 + 8 =

(10) 42 ÷ 7 =

(11) 3 × 7 =

(12) 9 − 7 =

(13) 2 + 1 =

(14) 5 × 4 =

(15) 13 − 5 =

(16) 14 ÷ 2 =

(17) 8 × 8 =

(18) 6 − 6 =

(19) 81 ÷ 9 =

(20) 2 + 8 =

(21) 4 × 2 =

(22) 12 − 7 =

(23) 30 ÷ 6 =

(24) 3 + 6 =

제46일

(25) $14 - 5 =$

(26) $36 \div 4 =$

(27) $9 \times 6 =$

(28) $9 + 3 =$

(29) $18 \div 9 =$

(30) $10 \div 2 =$

(31) $7 - 6 =$

(32) $2 \times 3 =$

(33) $2 + 4 =$

(34) $48 \div 6 =$

(35) $16 - 9 =$

(36) $5 + 8 =$

(37) $3 \times 5 =$

(38) $30 \div 5 =$

(39) $7 \times 4 =$

(40) $8 - 4 =$

(41) $56 \div 8 =$

(42) $2 + 9 =$

(43) $5 \times 9 =$

(44) $9 \div 3 =$

(45) $1 + 8 =$

(46) $10 - 7 =$

(47) $8 \times 0 =$

(48) $7 - 1 =$

(49) $28 \div 7 =$

(50) $9 + 8 =$

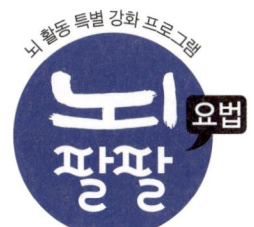

		제47일
이름	날짜	시간
	월 일	시 분 초~ 시 분 초

※ 다음 계산을 하시오.

(1) 6 × 8 =

(2) 1 + 7 =

(3) 36 ÷ 9 =

(4) 13 − 6 =

(5) 3 × 9 =

(6) 5 + 5 =

(7) 18 ÷ 3 =

(8) 10 − 5 =

(9) 21 ÷ 7 =

(10) 7 + 9 =

(11) 6 × 6 =

(12) 4 − 1 =

(13) 4 ÷ 2 =

(14) 9 × 2 =

(15) 5 + 2 =

(16) 14 − 8 =

(17) 40 ÷ 8 =

(18) 5 × 5 =

(19) 7 + 6 =

(20) 12 − 9 =

(21) 8 × 1 =

(22) 32 ÷ 4 =

(23) 6 + 3 =

(24) 8 − 3 =

제47일

(25) $8 \times 4 =$ ☐

(26) $15 - 6 =$ ☐

(27) $8 + 3 =$ ☐

(28) $24 \div 6 =$ ☐

(29) $7 \times 8 =$ ☐

(30) $5 + 7 =$ ☐

(31) $9 - 3 =$ ☐

(32) $8 \div 8 =$ ☐

(33) $3 + 5 =$ ☐

(34) $4 \times 4 =$ ☐

(35) $63 \div 9 =$ ☐

(36) $45 \div 5 =$ ☐

(37) $11 - 7 =$ ☐

(38) $9 \times 5 =$ ☐

(39) $1 + 9 =$ ☐

(40) $8 \div 4 =$ ☐

(41) $8 - 7 =$ ☐

(42) $9 + 5 =$ ☐

(43) $8 \times 3 =$ ☐

(44) $10 - 2 =$ ☐

(45) $15 \div 3 =$ ☐

(46) $6 - 4 =$ ☐

(47) $64 \div 8 =$ ☐

(48) $0 + 9 =$ ☐

(49) $2 \times 7 =$ ☐

(50) $12 \div 2 =$ ☐

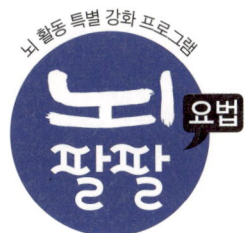

제48일

이름	날짜	시간
	월 일	시 분 초~ 시 분 초

※ 다음 계산을 하시오.

(1) 4 + 9 =

(2) 2 × 4 =

(3) 9 − 6 =

(4) 3 ÷ 1 =

(5) 7 × 2 =

(6) 5 + 4 =

(7) 14 − 9 =

(8) 24 ÷ 4 =

(9) 5 × 6 =

(10) 8 + 2 =

(11) 13 − 4 =

(12) 27 ÷ 9 =

(13) 7 − 5 =

(14) 6 × 7 =

(15) 8 + 6 =

(16) 49 ÷ 7 =

(17) 12 − 8 =

(18) 6 ÷ 3 =

(19) 9 + 6 =

(20) 3 × 3 =

(21) 5 − 0 =

(22) 54 ÷ 6 =

(23) 9 × 8 =

(24) 3 + 1 =

제48일

(25) $12 \div 4 =$ ☐

(26) $0 \times 2 =$ ☐

(27) $8 - 1 =$ ☐

(28) $1 + 4 =$ ☐

(29) $36 \div 6 =$ ☐

(30) $4 \times 5 =$ ☐

(31) $4 + 8 =$ ☐

(32) $8 \div 2 =$ ☐

(33) $11 - 5 =$ ☐

(34) $2 + 5 =$ ☐

(35) $7 \times 6 =$ ☐

(36) $45 \div 9 =$ ☐

(37) $17 - 9 =$ ☐

(38) $2 \times 9 =$ ☐

(39) $35 \div 5 =$ ☐

(40) $9 + 9 =$ ☐

(41) $63 \div 7 =$ ☐

(42) $14 - 7 =$ ☐

(43) $5 + 6 =$ ☐

(44) $24 \div 3 =$ ☐

(45) $8 \times 8 =$ ☐

(46) $3 + 2 =$ ☐

(47) $5 - 4 =$ ☐

(48) $16 \div 8 =$ ☐

(49) $9 \times 4 =$ ☐

(50) $10 - 8 =$ ☐

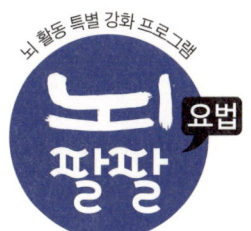

※ 다음 계산을 하시오.

(1) 3 × 4 =
(2) 12 − 7 =
(3) 24 ÷ 8 =
(4) 5 + 0 =
(5) 6 − 2 =
(6) 7 × 2 =
(7) 3 + 7 =
(8) 4 ÷ 4 =
(9) 6 × 3 =
(10) 10 − 1 =
(11) 8 + 7 =
(12) 54 ÷ 9 =
(13) 9 × 9 =
(14) 3 + 9 =
(15) 56 ÷ 7 =
(16) 5 − 4 =
(17) 6 + 4 =
(18) 2 × 8 =
(19) 10 ÷ 5 =
(20) 4 + 4 =
(21) 15 − 8 =
(22) 5 × 7 =
(23) 28 ÷ 4 =
(24) 8 − 5 =

제49일

(25) $8 \times 6 =$
(26) $9 + 2 =$
(27) $64 \div 8 =$
(28) $4 \times 7 =$
(29) $13 - 5 =$
(30) $18 \div 2 =$
(31) $3 + 4 =$
(32) $20 \div 4 =$
(33) $10 - 6 =$
(34) $14 \div 7 =$
(35) $6 \times 4 =$
(36) $3 - 1 =$
(37) $8 + 9 =$

(38) $5 \times 2 =$
(39) $21 \div 3 =$
(40) $15 - 9 =$
(41) $6 + 1 =$
(42) $72 \div 9 =$
(43) $18 \div 6 =$
(44) $6 + 7 =$
(45) $1 \times 8 =$
(46) $9 - 4 =$
(47) $5 + 3 =$
(48) $20 \div 5 =$
(49) $7 \times 5 =$
(50) $11 - 8 =$

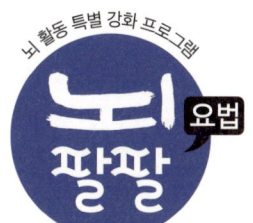

제50일

이름	날짜	시간
	월 일	시 분 초 ~ 시 분 초

※ 다음 계산을 하시오.

(1) 13 − 9 =

(2) 16 ÷ 4 =

(3) 9 + 1 =

(4) 6 × 0 =

(5) 14 − 5 =

(6) 72 ÷ 8 =

(7) 6 − 1 =

(8) 3 × 5 =

(9) 6 + 3 =

(10) 4 × 6 =

(11) 40 ÷ 5 =

(12) 5 + 9 =

(13) 16 − 7 =

(14) 8 × 2 =

(15) 30 ÷ 6 =

(16) 5 + 1 =

(17) 6 ÷ 2 =

(18) 11 − 6 =

(19) 5 × 9 =

(20) 49 ÷ 7 =

(21) 8 + 5 =

(22) 2 + 2 =

(23) 7 × 7 =

(24) 7 − 4 =

제50일

(25) $9 - 9 =$

(26) $15 \div 5 =$

(27) $9 + 7 =$

(28) $2 \times 9 =$

(29) $6 \div 3 =$

(30) $3 + 8 =$

(31) $36 \div 9 =$

(32) $12 - 3 =$

(33) $5 \times 4 =$

(34) $3 \times 7 =$

(35) $1 + 1 =$

(36) $24 \div 4 =$

(37) $16 - 9 =$

(38) $6 \times 8 =$

(39) $6 + 8 =$

(40) $35 \div 7 =$

(41) $4 - 3 =$

(42) $2 + 5 =$

(43) $16 \div 2 =$

(44) $9 \times 3 =$

(45) $10 - 4 =$

(46) $6 + 6 =$

(47) $7 \div 1 =$

(48) $42 \div 6 =$

(49) $4 \times 2 =$

(50) $9 - 7 =$

제10주
뇌 활성화 운동

| 이름 | | 날짜 | 월 일 |

수 세기 테스트

● 1부터 100까지 소리 내어 가능한 한 빨리 세어 보고, 소요 시간을 적으시오.

소요 시간 ☐ 분 ☐ 초

낱말 기억력 테스트

● 다음 낱말을 3분 동안 기억한 후, 뒷장으로 넘기시오.

육포	쌈	동치미
육	겉절이	냄비
떡국	초	삼겹살
이유식	쌀겨	토란국
고명	참기름	뉘

● 앞장에서 기억한 낱말을 순서에 관계없이 아래의 □ 안에 3분 동안 써 보시오. 기억이 나지 않는다고 절대로 앞장으로 넘기지 마시오.

기억한 낱말 수 □ 개

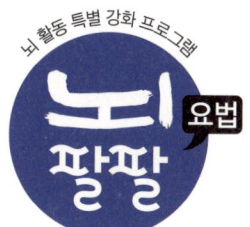

제51일

이름	날짜	시간
	월 일	시 분 초 ~ 시 분 초

※ 다음 계산을 하시오.

(1) 32 ÷ 8 =

(2) 7 + 2 =

(3) 8 × 9 =

(4) 13 − 8 =

(5) 6 + 9 =

(6) 7 × 3 =

(7) 10 − 2 =

(8) 4 + 7 =

(9) 4 × 8 =

(10) 24 ÷ 3 =

(11) 7 − 6 =

(12) 7 ÷ 7 =

(13) 2 + 4 =

(14) 30 ÷ 5 =

(15) 6 × 5 =

(16) 16 − 7 =

(17) 54 ÷ 6 =

(18) 8 + 4 =

(19) 9 × 7 =

(20) 8 − 2 =

(21) 10 ÷ 2 =

(22) 0 + 8 =

(23) 2 × 2 =

(24) 12 − 4 =

제51일

(25) $32 \div 4 =$

(26) $7 + 5 =$

(27) $10 - 9 =$

(28) $4 \times 3 =$

(29) $5 + 3 =$

(30) $3 \times 6 =$

(31) $6 - 4 =$

(32) $56 \div 8 =$

(33) $18 \div 2 =$

(34) $9 + 4 =$

(35) $6 \times 9 =$

(36) $11 - 2 =$

(37) $36 \div 6 =$

(38) $9 - 1 =$

(39) $2 \times 1 =$

(40) $7 + 3 =$

(41) $25 \div 5 =$

(42) $5 \times 5 =$

(43) $7 + 7 =$

(44) $18 \div 9 =$

(45) $13 - 6 =$

(46) $12 \div 3 =$

(47) $8 \times 4 =$

(48) $5 - 2 =$

(49) $21 \div 7 =$

(50) $7 + 1 =$

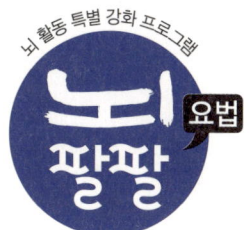

제52일

이름	날짜	시간
	월　일	시　분　초~　시　분　초

※ 다음 계산을 하시오.

(1) 5 − 1 =

(2) 28 ÷ 4 =

(3) 7 × 8 =

(4) 9 + 3 =

(5) 12 − 5 =

(6) 35 ÷ 7 =

(7) 1 + 6 =

(8) 3 × 8 =

(9) 3 − 2 =

(10) 7 + 8 =

(11) 12 ÷ 2 =

(12) 9 × 5 =

(13) 16 ÷ 8 =

(14) 4 + 6 =

(15) 4 × 4 =

(16) 11 − 9 =

(17) 48 ÷ 6 =

(18) 3 + 2 =

(19) 14 − 6 =

(20) 8 × 7 =

(21) 5 + 9 =

(22) 9 ÷ 3 =

(23) 8 − 3 =

(24) 0 × 3 =

제52일

(25) $2 + 1 =$

(26) $11 - 4 =$

(27) $24 \div 6 =$

(28) $7 \times 9 =$

(29) $6 + 5 =$

(30) $8 \div 4 =$

(31) $40 \div 8 =$

(32) $5 + 4 =$

(33) $2 \times 6 =$

(34) $17 - 8 =$

(35) $4 \div 1 =$

(36) $4 \times 9 =$

(37) $2 - 0 =$

(38) $13 - 7 =$

(39) $35 \div 5 =$

(40) $1 + 9 =$

(41) $5 \times 3 =$

(42) $42 \div 7 =$

(43) $7 + 6 =$

(44) $8 \times 5 =$

(45) $81 \div 9 =$

(46) $9 - 2 =$

(47) $16 \div 2 =$

(48) $3 + 4 =$

(49) $6 \times 2 =$

(50) $10 - 5 =$

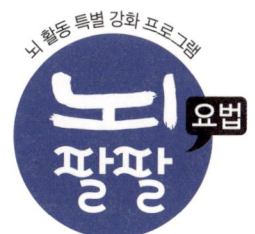

※ 다음 계산을 하시오.

(1) 4 + 9 =
(2) 12 − 6 =
(3) 2 × 5 =
(4) 14 ÷ 7 =
(5) 3 + 6 =
(6) 7 × 4 =
(7) 8 − 4 =
(8) 36 ÷ 4 =
(9) 9 + 8 =
(10) 54 ÷ 9 =
(11) 10 − 1 =
(12) 1 × 6 =

(13) 5 × 8 =
(14) 6 − 3 =
(15) 6 + 4 =
(16) 15 ÷ 3 =
(17) 6 × 3 =
(18) 4 + 2 =
(19) 24 ÷ 8 =
(20) 15 − 7 =
(21) 9 × 9 =
(22) 7 + 8 =
(23) 40 ÷ 5 =
(24) 9 − 8 =

제53일

(25) $8 \times 3 =$
(26) $4 - 2 =$
(27) $56 \div 7 =$
(28) $4 + 3 =$
(29) $4 \times 7 =$
(30) $8 \div 2 =$
(31) $9 + 2 =$
(32) $12 \div 4 =$
(33) $11 - 3 =$
(34) $2 \times 8 =$
(35) $15 - 8 =$
(36) $48 \div 8 =$
(37) $1 + 4 =$

(38) $6 \times 6 =$
(39) $45 \div 9 =$
(40) $7 + 7 =$
(41) $9 \times 4 =$
(42) $13 - 4 =$
(43) $5 \div 5 =$
(44) $9 + 0 =$
(45) $12 \div 6 =$
(46) $12 - 9 =$
(47) $21 \div 3 =$
(48) $4 + 8 =$
(49) $3 \times 2 =$
(50) $7 - 1 =$

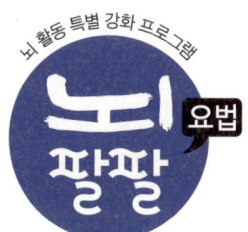

제54일

이름	날짜	시간
	월 일	시 분 초 ~ 시 분 초

※ 다음 계산을 하시오.

(1) 11 − 3 =

(2) 18 ÷ 6 =

(3) 8 + 6 =

(4) 7 × 2 =

(5) 9 − 6 =

(6) 14 ÷ 2 =

(7) 3 × 6 =

(8) 6 + 2 =

(9) 6 ÷ 1 =

(10) 14 − 8 =

(11) 2 + 9 =

(12) 5 × 5 =

(13) 20 ÷ 5 =

(14) 3 + 1 =

(15) 6 × 9 =

(16) 3 − 3 =

(17) 9 × 3 =

(18) 5 + 7 =

(19) 42 ÷ 7 =

(20) 13 − 6 =

(21) 4 × 8 =

(22) 4 + 5 =

(23) 27 ÷ 3 =

(24) 10 − 3 =

제54일

(25) $9 + 6 =$

(26) $2 \times 3 =$

(27) $12 - 3 =$

(28) $20 \div 4 =$

(29) $5 \times 9 =$

(30) $6 - 5 =$

(31) $27 \div 9 =$

(32) $2 + 3 =$

(33) $8 \times 4 =$

(34) $14 - 9 =$

(35) $3 + 7 =$

(36) $28 \div 7 =$

(37) $45 \div 5 =$

(38) $7 + 9 =$

(39) $4 \div 2 =$

(40) $7 \times 0 =$

(41) $8 + 5 =$

(42) $64 \div 8 =$

(43) $8 - 1 =$

(44) $3 \times 7 =$

(45) $11 - 7 =$

(46) $42 \div 6 =$

(47) $1 + 7 =$

(48) $18 \div 3 =$

(49) $7 - 3 =$

(50) $9 \times 6 =$

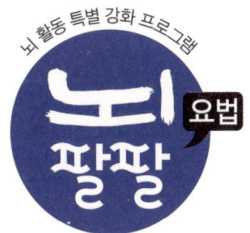

제55일

이름	날짜	시간
	월 일	시 분 초 ~ 시 분 초

※ 다음 계산을 하시오.

(1) 25 ÷ 5 =

(2) 3 × 1 =

(3) 9 + 4 =

(4) 11 − 6 =

(5) 6 × 2 =

(6) 81 ÷ 9 =

(7) 2 + 6 =

(8) 9 − 5 =

(9) 4 × 3 =

(10) 42 ÷ 6 =

(11) 17 − 8 =

(12) 9 + 9 =

(13) 7 × 9 =

(14) 10 − 7 =

(15) 24 ÷ 3 =

(16) 7 + 1 =

(17) 5 − 3 =

(18) 8 × 6 =

(19) 21 ÷ 7 =

(20) 8 + 2 =

(21) 14 − 5 =

(22) 5 × 7 =

(23) 3 + 3 =

(24) 8 ÷ 4 =

제55일

(25) $14 - 7 =$
(26) $24 \div 4 =$
(27) $5 + 6 =$
(28) $9 \times 8 =$
(29) $63 \div 9 =$
(30) $8 - 6 =$
(31) $2 \times 9 =$
(32) $8 + 9 =$
(33) $4 \times 2 =$
(34) $12 - 4 =$
(35) $30 \div 6 =$
(36) $0 + 6 =$
(37) $3 \div 3 =$

(38) $6 + 8 =$
(39) $7 \times 5 =$
(40) $2 - 1 =$
(41) $10 \div 5 =$
(42) $32 \div 8 =$
(43) $15 - 9 =$
(44) $5 + 2 =$
(45) $63 \div 7 =$
(46) $6 \times 6 =$
(47) $7 + 5 =$
(48) $6 \div 2 =$
(49) $7 - 2 =$
(50) $3 \times 4 =$

제11주
뇌 활성화 운동

| 이름 | | 날짜 | 월 | 일 |

수 세기 테스트

● 1부터 100까지 소리 내어 가능한 한 빨리 세어 보고, 소요 시간을 적으시오.

소요 시간 ☐ 분 ☐ 초

낱말 기억력 테스트

● 다음 낱말을 3분 동안 기억한 후, 뒷장으로 넘기시오.

국수	깍두기	독
단호박	음식물	볍씨
황태	벗	불고기
차	식혜	햇사과
아궁이	탕	약과

● 앞장에서 기억한 낱말을 순서에 관계없이 아래의 ☐ 안에 3분 동안 써 보시오. 기억이 나지 않는다고 절대로 앞장으로 넘기지 마시오.

기억한 낱말 수 ☐ 개

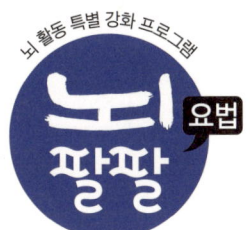

제56일

이름	날짜	시간
	월 일	시 분 초 ~ 시 분 초

※ 다음 계산을 하시오.

(1) 12 ÷ 2 =

(2) 1 + 5 =

(3) 16 − 8 =

(4) 7 × 4 =

(5) 72 ÷ 8 =

(6) 6 − 0 =

(7) 4 + 6 =

(8) 8 × 8 =

(9) 11 − 2 =

(10) 24 ÷ 6 =

(11) 9 + 5 =

(12) 6 × 7 =

(13) 40 ÷ 5 =

(14) 4 − 1 =

(15) 2 × 2 =

(16) 2 + 7 =

(17) 8 ÷ 1 =

(18) 13 − 9 =

(19) 4 × 6 =

(20) 8 + 3 =

(21) 3 × 5 =

(22) 8 − 7 =

(23) 6 + 7 =

(24) 15 ÷ 3 =

제56일

(25) $7 \times 8 =$
(26) $4 + 4 =$
(27) $36 \div 6 =$
(28) $10 - 8 =$
(29) $3 + 9 =$
(30) $18 \div 2 =$
(31) $13 - 7 =$
(32) $3 \times 9 =$
(33) $27 \div 9 =$
(34) $7 - 5 =$
(35) $4 + 7 =$
(36) $35 \div 5 =$
(37) $5 \times 3 =$

(38) $12 - 5 =$
(39) $56 \div 7 =$
(40) $3 + 5 =$
(41) $8 \times 7 =$
(42) $6 \div 3 =$
(43) $9 + 7 =$
(44) $9 - 3 =$
(45) $9 \times 5 =$
(46) $40 \div 8 =$
(47) $14 - 6 =$
(48) $0 \times 6 =$
(49) $8 + 1 =$
(50) $16 \div 4 =$

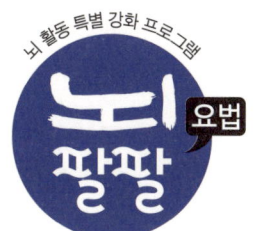

제57일

이름	날짜	시간
	월 일	시 분 초~ 시 분 초

※ 다음 계산을 하시오.

(1) $8 \times 9 =$

(2) $8 + 4 =$

(3) $18 \div 3 =$

(4) $9 - 2 =$

(5) $4 \times 5 =$

(6) $3 + 6 =$

(7) $4 \div 4 =$

(8) $10 - 6 =$

(9) $2 \times 4 =$

(10) $6 + 9 =$

(11) $15 \div 5 =$

(12) $15 - 7 =$

(13) $9 \times 2 =$

(14) $18 \div 9 =$

(15) $7 + 0 =$

(16) $14 \div 2 =$

(17) $6 - 5 =$

(18) $7 \times 6 =$

(19) $5 + 8 =$

(20) $54 \div 6 =$

(21) $13 - 8 =$

(22) $5 \times 8 =$

(23) $9 + 1 =$

(24) $8 - 4 =$

(25) $1 \times 9 =$

(26) $64 \div 8 =$

(27) $2 + 8 =$

(28) $12 \div 3 =$

(29) $11 - 4 =$

(30) $1 + 3 =$

(31) $2 \times 6 =$

(32) $13 - 5 =$

(33) $8 + 8 =$

(34) $14 \div 7 =$

(35) $45 \div 5 =$

(36) $7 - 4 =$

(37) $7 \times 7 =$

(38) $28 \div 4 =$

(39) $3 + 2 =$

(40) $6 \times 4 =$

(41) $18 - 9 =$

(42) $54 \div 9 =$

(43) $5 \times 2 =$

(44) $12 - 6 =$

(45) $7 + 4 =$

(46) $18 \div 6 =$

(47) $3 \times 3 =$

(48) $3 - 1 =$

(49) $10 \div 2 =$

(50) $5 + 3 =$

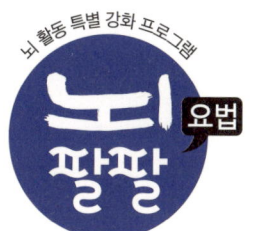

※ 다음 계산을 하시오.

(1) 7 × 3 =

(2) 12 − 7 =

(3) 48 ÷ 6 =

(4) 1 + 2 =

(5) 4 × 7 =

(6) 8 − 7 =

(7) 9 ÷ 3 =

(8) 9 + 8 =

(9) 6 × 8 =

(10) 17 − 9 =

(11) 16 ÷ 8 =

(12) 6 + 6 =

(13) 3 × 9 =

(14) 6 − 4 =

(15) 4 + 5 =

(16) 36 ÷ 4 =

(17) 9 × 0 =

(18) 49 ÷ 7 =

(19) 7 + 3 =

(20) 11 − 5 =

(21) 2 × 5 =

(22) 6 + 2 =

(23) 15 − 6 =

(24) 8 ÷ 2 =

제58일

(25) $9 - 6 =$ ☐

(26) $3 + 3 =$ ☐

(27) $3 \times 8 =$ ☐

(28) $4 \div 2 =$ ☐

(29) $6 + 7 =$ ☐

(30) $4 \times 4 =$ ☐

(31) $11 - 8 =$ ☐

(32) $36 \div 9 =$ ☐

(33) $30 \div 5 =$ ☐

(34) $8 + 7 =$ ☐

(35) $8 \times 2 =$ ☐

(36) $6 - 1 =$ ☐

(37) $12 \div 4 =$ ☐

(38) $3 + 8 =$ ☐

(39) $2 \div 1 =$ ☐

(40) $16 - 7 =$ ☐

(41) $35 \div 7 =$ ☐

(42) $6 \times 5 =$ ☐

(43) $7 - 7 =$ ☐

(44) $5 + 1 =$ ☐

(45) $27 \div 3 =$ ☐

(46) $10 - 3 =$ ☐

(47) $5 \times 6 =$ ☐

(48) $5 + 9 =$ ☐

(49) $48 \div 8 =$ ☐

(50) $9 \times 7 =$ ☐

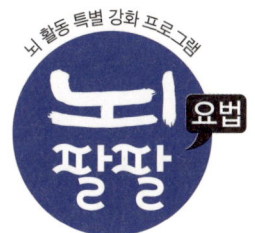

제59일

이름	날짜	시간
	월 일	시 분 초 ~ 시 분 초

※ 다음 계산을 하시오.

(1) 2 + 7 =

(2) 48 ÷ 8 =

(3) 4 × 9 =

(4) 10 − 4 =

(5) 6 + 5 =

(6) 10 ÷ 5 =

(7) 6 × 3 =

(8) 5 − 2 =

(9) 4 + 3 =

(10) 2 ÷ 2 =

(11) 5 × 7 =

(12) 15 − 8 =

(13) 7 + 9 =

(14) 7 × 4 =

(15) 28 ÷ 7 =

(16) 14 − 5 =

(17) 0 + 4 =

(18) 9 × 6 =

(19) 11 − 3 =

(20) 63 ÷ 9 =

(21) 3 × 2 =

(22) 9 − 7 =

(23) 32 ÷ 4 =

(24) 5 + 8 =

제59일

(25) $4 \times 1 =$

(26) $8 - 3 =$

(27) $12 \div 6 =$

(28) $8 + 7 =$

(29) $5 \times 4 =$

(30) $21 \div 3 =$

(31) $14 - 9 =$

(32) $7 \times 8 =$

(33) $4 + 1 =$

(34) $24 \div 8 =$

(35) $12 - 8 =$

(36) $5 + 5 =$

(37) $20 \div 4 =$

(38) $6 \times 9 =$

(39) $9 + 3 =$

(40) $12 \div 2 =$

(41) $4 - 3 =$

(42) $2 + 4 =$

(43) $63 \div 7 =$

(44) $72 \div 9 =$

(45) $13 - 7 =$

(46) $20 \div 5 =$

(47) $8 \times 5 =$

(48) $6 + 8 =$

(49) $2 \times 7 =$

(50) $7 - 1 =$

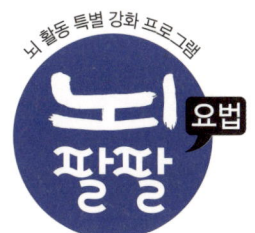

제60일

이름	날짜	시간
	월 일	시 분 초~ 시 분 초

※ 다음 계산을 하시오.

(1) 7 − 3 =

(2) 6 × 7 =

(3) 30 ÷ 6 =

(4) 9 + 5 =

(5) 12 − 9 =

(6) 0 × 1 =

(7) 6 ÷ 3 =

(8) 3 + 7 =

(9) 11 − 6 =

(10) 5 × 2 =

(11) 2 + 2 =

(12) 45 ÷ 5 =

(13) 9 − 3 =

(14) 9 × 4 =

(15) 27 ÷ 9 =

(16) 7 + 6 =

(17) 7 × 9 =

(18) 14 − 8 =

(19) 24 ÷ 4 =

(20) 6 + 1 =

(21) 3 × 6 =

(22) 5 − 4 =

(23) 64 ÷ 8 =

(24) 2 + 9 =

제60일

(25) $7 + 7 =$

(26) $2 \times 8 =$

(27) $13 - 6 =$

(28) $4 + 4 =$

(29) $45 \div 9 =$

(30) $6 \times 4 =$

(31) $7 - 0 =$

(32) $36 \div 6 =$

(33) $12 \div 3 =$

(34) $8 + 9 =$

(35) $7 \times 5 =$

(36) $12 - 3 =$

(37) $56 \div 8 =$

(38) $4 \times 3 =$

(39) $10 - 2 =$

(40) $8 \div 4 =$

(41) $2 + 5 =$

(42) $3 \times 7 =$

(43) $21 \div 7 =$

(44) $8 + 4 =$

(45) $8 - 6 =$

(46) $16 \div 2 =$

(47) $8 \times 9 =$

(48) $16 - 8 =$

(49) $7 \div 1 =$

(50) $1 + 8 =$

제12주
뇌 활성화 운동

| 이름 | | 날짜 | 월 | 일 |

수 세기 테스트

● 1부터 100까지 소리 내어 가능한 한 빨리 세어 보고, 소요 시간을 적으시오.

소요 시간 ☐ 분 ☐ 초

낱말 기억력 테스트

● 다음 낱말을 3분 동안 기억한 후, 뒷장으로 넘기시오.

육개장	고두밥	수정과
미역국	조미료	된장국
칼국수	백김치	청국장
식용유	삼계탕	호박죽
눌은밥	탕평채	비빔밥

● 앞장에서 기억한 낱말을 순서에 관계없이 아래의 □ 안에 3분 동안 써 보시오. 기억이 나지 않는다고 절대로 앞장으로 넘기지 마시오.

기억한 낱말 수 □ 개

★ 그동안 수고하셨습니다 ★

정답 수 평균 41~50문항	소요 시간 평균 5분 이내	정답 수 평균 40문항 이하	소요 시간 평균 5분 이상
다음 과정 교재를 구입해서 풀어 보십시오. 계산하는 습관을 유지하는 것이 매우 중요합니다.		본 교재를 다시 구입해서 또 한 번 풀어 보십시오. 반복 학습이야말로 최상의 학습 방법입니다.	

인지장애(치매) 예방을 위한 뇌 활동 특별 강화 프로그램

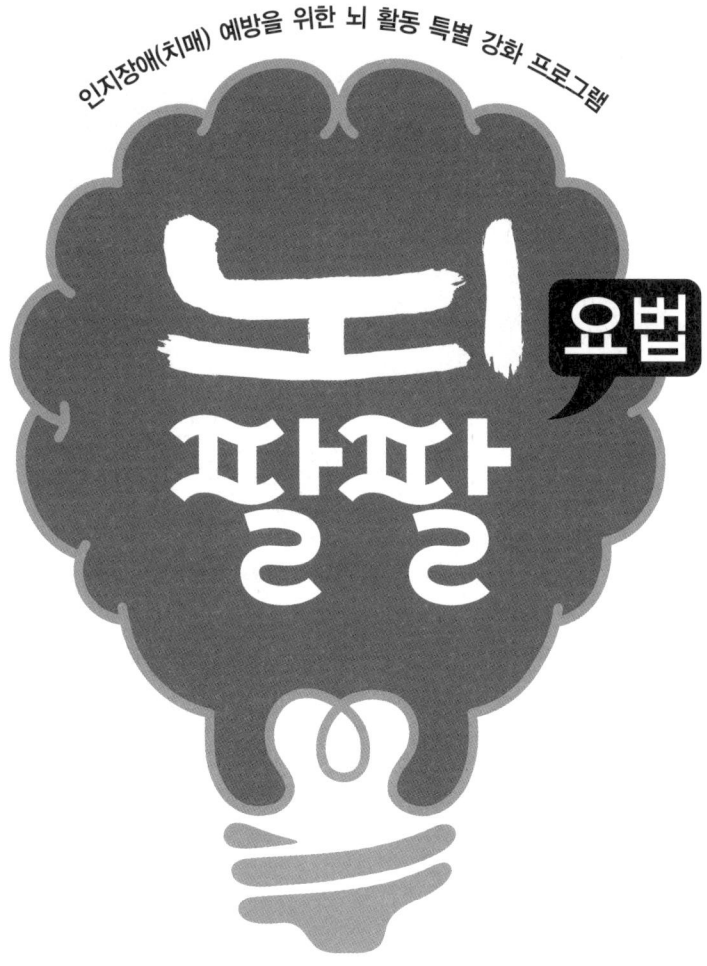

정답 및 기록지

인지장애(치매) 예방용 | 계산편 **C**형

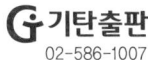
기탄출판
02-586-1007

뇌 활동 특별 강화 프로그램
뇌팔팔요법 정답

제1일

(1) 12	(2) 10	(3) 2	(4) 4	(5) 56
(6) 8	(7) 15	(8) 5	(9) 3	(10) 8
(11) 6	(12) 6	(13) 1	(14) 7	(15) 12
(16) 40	(17) 7	(18) 11	(19) 1	(20) 28
(21) 9	(22) 7	(23) 45	(24) 6	(25) 6
(26) 5	(27) 21	(28) 9	(29) 5	(30) 10
(31) 8	(32) 6	(33) 3	(34) 36	(35) 3
(36) 14	(37) 9	(38) 3	(39) 5	(40) 3
(41) 4	(42) 16	(43) 1	(44) 8	(45) 2
(46) 13	(47) 9	(48) 18	(49) 7	(50) 9

제2일

(1) 6	(2) 36	(3) 3	(4) 2	(5) 10
(6) 15	(7) 9	(8) 4	(9) 11	(10) 2
(11) 25	(12) 6	(13) 72	(14) 8	(15) 6
(16) 9	(17) 4	(18) 14	(19) 12	(20) 7
(21) 7	(22) 0	(23) 8	(24) 2	(25) 12
(26) 27	(27) 1	(28) 8	(29) 4	(30) 18
(31) 8	(32) 9	(33) 5	(34) 7	(35) 17
(36) 8	(37) 2	(38) 49	(39) 3	(40) 10
(41) 6	(42) 0	(43) 48	(44) 4	(45) 9
(46) 8	(47) 24	(48) 7	(49) 13	(50) 3

제3일

(1) 7	(2) 5	(3) 12	(4) 6	(5) 2
(6) 1	(7) 56	(8) 8	(9) 15	(10) 8
(11) 9	(12) 14	(13) 6	(14) 12	(15) 5
(16) 6	(17) 3	(18) 11	(19) 4	(20) 24
(21) 9	(22) 7	(23) 3	(24) 72	(25) 9
(26) 8	(27) 16	(28) 5	(29) 6	(30) 11
(31) 32	(32) 3	(33) 1	(34) 7	(35) 7
(36) 32	(37) 7	(38) 2	(39) 10	(40) 35
(41) 5	(42) 54	(43) 4	(44) 5	(45) 5
(46) 13	(47) 9	(48) 6	(49) 5	(50) 14

제4일

(1) 9	(2) 9	(3) 36	(4) 14	(5) 2
(6) 9	(7) 0	(8) 8	(9) 3	(10) 16
(11) 45	(12) 7	(13) 6	(14) 8	(15) 30
(16) 1	(17) 12	(18) 3	(19) 6	(20) 15
(21) 48	(22) 5	(23) 2	(24) 12	(25) 14
(26) 9	(27) 9	(28) 17	(29) 8	(30) 3
(31) 7	(32) 20	(33) 6	(34) 10	(35) 7
(36) 4	(37) 10	(38) 4	(39) 8	(40) 8
(41) 42	(42) 7	(43) 24	(44) 5	(45) 4
(46) 2	(47) 24	(48) 11	(49) 6	(50) 3

제5일

(1) 2	(2) 14	(3) 4	(4) 8	(5) 5
(6) 8	(7) 6	(8) 42	(9) 11	(10) 18
(11) 8	(12) 1	(13) 9	(14) 21	(15) 6
(16) 2	(17) 13	(18) 3	(19) 7	(20) 1
(21) 7	(22) 81	(23) 18	(24) 4	(25) 18
(26) 4	(27) 8	(28) 28	(29) 10	(30) 8
(31) 2	(32) 9	(33) 20	(34) 3	(35) 13
(36) 3	(37) 9	(38) 6	(39) 2	(40) 64
(41) 7	(42) 27	(43) 4	(44) 6	(45) 5
(46) 16	(47) 5	(48) 30	(49) 6	(50) 1

제6일

(1) 15	(2) 5	(3) 6	(4) 16	(5) 4
(6) 7	(7) 9	(8) 16	(9) 9	(10) 10
(11) 5	(12) 63	(13) 4	(14) 8	(15) 4
(16) 24	(17) 0	(18) 3	(19) 11	(20) 9
(21) 35	(22) 4	(23) 5	(24) 9	(25) 4
(26) 8	(27) 7	(28) 40	(29) 6	(30) 7
(31) 10	(32) 2	(33) 11	(34) 63	(35) 9
(36) 2	(37) 15	(38) 12	(39) 9	(40) 1
(41) 10	(42) 0	(43) 5	(44) 2	(45) 54
(46) 5	(47) 8	(48) 3	(49) 24	(50) 6

제7일

(1) 3	(2) 10	(3) 9	(4) 2	(5) 35
(6) 5	(7) 16	(8) 9	(9) 9	(10) 9
(11) 12	(12) 8	(13) 8	(14) 4	(15) 7
(16) 7	(17) 48	(18) 2	(19) 11	(20) 3
(21) 3	(22) 7	(23) 27	(24) 6	(25) 1
(26) 30	(27) 6	(28) 15	(29) 12	(30) 3
(31) 7	(32) 5	(33) 12	(34) 5	(35) 4
(36) 3	(37) 18	(38) 10	(39) 8	(40) 4
(41) 16	(42) 8	(43) 2	(44) 4	(45) 35
(46) 7	(47) 8	(48) 13	(49) 1	(50) 54

제8일

(1) 10	(2) 9	(3) 5	(4) 14	(5) 6
(6) 4	(7) 8	(8) 6	(9) 2	(10) 5
(11) 42	(12) 10	(13) 9	(14) 12	(15) 40
(16) 6	(17) 9	(18) 1	(19) 8	(20) 36
(21) 13	(22) 4	(23) 3	(24) 72	(25) 5
(26) 6	(27) 36	(28) 6	(29) 12	(30) 8
(31) 2	(32) 16	(33) 7	(34) 11	(35) 15
(36) 4	(37) 4	(38) 3	(39) 9	(40) 3
(41) 9	(42) 42	(43) 5	(44) 10	(45) 7
(46) 0	(47) 2	(48) 7	(49) 5	(50) 72

제9일

(1) 45	(2) 17	(3) 3	(4) 4	(5) 28
(6) 14	(7) 1	(8) 6	(9) 40	(10) 8
(11) 7	(12) 8	(13) 1	(14) 6	(15) 13
(16) 5	(17) 7	(18) 28	(19) 8	(20) 9
(21) 2	(22) 48	(23) 11	(24) 6	(25) 4
(26) 8	(27) 4	(28) 10	(29) 5	(30) 12
(31) 5	(32) 6	(33) 2	(34) 8	(35) 24
(36) 13	(37) 8	(38) 14	(39) 2	(40) 1
(41) 3	(42) 4	(43) 3	(44) 54	(45) 15
(46) 7	(47) 9	(48) 4	(49) 20	(50) 7

제10일

(1) 6	(2) 3	(3) 63	(4) 16	(5) 5
(6) 9	(7) 8	(8) 16	(9) 4	(10) 7
(11) 10	(12) 0	(13) 9	(14) 3	(15) 2
(16) 63	(17) 4	(18) 12	(19) 32	(20) 2
(21) 15	(22) 9	(23) 5	(24) 7	(25) 9
(26) 64	(27) 10	(28) 5	(29) 21	(30) 13
(31) 8	(32) 1	(33) 6	(34) 6	(35) 8
(36) 2	(37) 8	(38) 0	(39) 21	(40) 4
(41) 11	(42) 7	(43) 6	(44) 5	(45) 6
(46) 3	(47) 11	(48) 45	(49) 3	(50) 36

제11일

(1) 7	(2) 9	(3) 6	(4) 25	(5) 1
(6) 7	(7) 14	(8) 10	(9) 6	(10) 6
(11) 18	(12) 11	(13) 12	(14) 9	(15) 2
(16) 8	(17) 20	(18) 1	(19) 3	(20) 16
(21) 81	(22) 8	(23) 9	(24) 7	(25) 13
(26) 12	(27) 2	(28) 2	(29) 11	(30) 3
(31) 5	(32) 7	(33) 7	(34) 18	(35) 4
(36) 9	(37) 24	(38) 2	(39) 5	(40) 18
(41) 30	(42) 8	(43) 8	(44) 6	(45) 3
(46) 4	(47) 9	(48) 4	(49) 14	(50) 56

제12일

(1) 8	(2) 9	(3) 10	(4) 18	(5) 3
(6) 2	(7) 8	(8) 35	(9) 17	(10) 4
(11) 3	(12) 16	(13) 12	(14) 56	(15) 1
(16) 7	(17) 6	(18) 18	(19) 7	(20) 3
(21) 2	(22) 13	(23) 0	(24) 8	(25) 6
(26) 49	(27) 15	(28) 8	(29) 5	(30) 4
(31) 4	(32) 9	(33) 3	(34) 7	(35) 4
(36) 12	(37) 54	(38) 32	(39) 8	(40) 6
(41) 7	(42) 27	(43) 4	(44) 2	(45) 11
(46) 40	(47) 3	(48) 9	(49) 5	(50) 4

뇌 팔팔 요법 정답

제13일
(1) 8　(2) 9　(3) 15　(4) 9　(5) 8
(6) 7　(7) 5　(8) 11　(9) 24　(10) 1
(11) 6　(12) 20　(13) 14　(14) 72　(15) 7
(16) 3　(17) 9　(18) 7　(19) 5　(20) 8
(21) 30　(22) 2　(23) 4　(24) 12　(25) 16
(26) 6　(27) 3　(28) 14　(29) 28　(30) 1
(31) 9　(32) 5　(33) 4　(34) 3　(35) 12
(36) 5　(37) 12　(38) 18　(39) 9　(40) 1
(41) 7　(42) 6　(43) 10　(44) 27　(45) 4
(46) 2　(47) 4　(48) 7　(49) 8　(50) 42

제14일
(1) 24　(2) 12　(3) 2　(4) 6　(5) 81
(6) 9　(7) 7　(8) 4　(9) 10　(10) 9
(11) 10　(12) 6　(13) 9　(14) 3　(15) 64
(16) 5　(17) 8　(18) 5　(19) 13　(20) 35
(21) 6　(22) 4　(23) 0　(24) 9　(25) 54
(26) 7　(27) 8　(28) 3　(29) 8　(30) 10
(31) 9　(32) 5　(33) 3　(34) 14　(35) 21
(36) 4　(37) 5　(38) 15　(39) 27　(40) 7
(41) 2　(42) 3　(43) 56　(44) 9　(45) 7
(46) 4　(47) 1　(48) 0　(49) 11　(50) 6

제15일
(1) 13　(2) 32　(3) 5　(4) 7　(5) 10
(6) 8　(7) 6　(8) 4　(9) 16　(10) 5
(11) 6　(12) 63　(13) 32　(14) 8　(15) 9
(16) 9　(17) 42　(18) 6　(19) 3　(20) 11
(21) 7　(22) 7　(23) 8　(24) 5　(25) 4
(26) 16　(27) 4　(28) 8　(29) 10　(30) 21
(31) 4　(32) 6　(33) 36　(34) 17　(35) 2
(36) 1　(37) 5　(38) 6　(39) 1　(40) 9
(41) 12　(42) 56　(43) 9　(44) 9　(45) 7
(46) 2　(47) 45　(48) 14　(49) 5　(50) 2

제16일
(1) 30　(2) 2　(3) 9　(4) 18　(5) 4
(6) 5　(7) 2　(8) 1　(9) 6　(10) 10
(11) 8　(12) 11　(13) 4　(14) 18　(15) 14
(16) 49　(17) 7　(18) 9　(19) 5　(20) 12
(21) 24　(22) 9　(23) 9　(24) 2　(25) 0
(26) 3　(27) 5　(28) 15　(29) 6　(30) 6
(31) 28　(32) 8　(33) 8　(34) 8　(35) 3
(36) 10　(37) 36　(38) 9　(39) 6　(40) 6
(41) 2　(42) 13　(43) 25　(44) 7　(45) 6
(46) 9　(47) 8　(48) 2　(49) 4　(50) 48

제17일
(1) 4　(2) 15　(3) 3　(4) 8　(5) 4
(6) 45　(7) 6　(8) 3　(9) 9　(10) 14
(11) 11　(12) 8　(13) 1　(14) 56　(15) 16
(16) 1　(17) 12　(18) 1　(19) 63　(20) 8
(21) 5　(22) 13　(23) 3　(24) 6　(25) 9
(26) 9　(27) 48　(28) 12　(29) 2　(30) 5
(31) 36　(32) 8　(33) 5　(34) 7　(35) 3
(36) 2　(37) 15　(38) 4　(39) 18　(40) 8
(41) 9　(42) 9　(43) 12　(44) 6　(45) 6
(46) 12　(47) 6　(48) 7　(49) 10　(50) 1

제18일
(1) 42　(2) 7　(3) 14　(4) 8　(5) 5
(6) 2　(7) 15　(8) 10　(9) 9　(10) 27
(11) 9　(12) 5　(13) 3　(14) 5　(15) 0
(16) 13　(17) 2　(18) 7　(19) 8　(20) 6
(21) 11　(22) 32　(23) 3　(24) 10　(25) 5
(26) 72　(27) 15　(28) 0　(29) 8　(30) 7
(31) 4　(32) 7　(33) 12　(34) 20　(35) 1
(36) 4　(37) 14　(38) 8　(39) 9　(40) 72
(41) 8　(42) 2　(43) 7　(44) 3　(45) 17
(46) 12　(47) 8　(48) 4　(49) 5　(50) 30

제19일

(1) 16 (2) 56 (3) 4 (4) 3 (5) 5
(6) 8 (7) 1 (8) 7 (9) 12 (10) 13
(11) 1 (12) 54 (13) 24 (14) 3 (15) 4
(16) 2 (17) 10 (18) 6 (19) 9 (20) 8
(21) 6 (22) 9 (23) 8 (24) 21 (25) 5
(26) 14 (27) 30 (28) 8 (29) 4 (30) 9
(31) 7 (32) 2 (33) 2 (34) 12 (35) 12
(36) 2 (37) 7 (38) 9 (39) 63 (40) 2
(41) 6 (42) 40 (43) 12 (44) 3 (45) 5
(46) 4 (47) 11 (48) 45 (49) 5 (50) 8

제20일

(1) 8 (2) 4 (3) 81 (4) 16 (5) 2
(6) 8 (7) 8 (8) 28 (9) 10 (10) 32
(11) 3 (12) 5 (13) 14 (14) 8 (15) 3
(16) 15 (17) 7 (18) 14 (19) 9 (20) 9
(21) 1 (22) 7 (23) 0 (24) 11 (25) 63
(26) 5 (27) 6 (28) 6 (29) 24 (30) 6
(31) 13 (32) 7 (33) 5 (34) 2 (35) 20
(36) 8 (37) 2 (38) 36 (39) 11 (40) 8
(41) 7 (42) 2 (43) 16 (44) 9 (45) 4
(46) 12 (47) 3 (48) 4 (49) 27 (50) 9

제21일

(1) 7 (2) 4 (3) 12 (4) 7 (5) 1
(6) 48 (7) 9 (8) 2 (9) 5 (10) 42
(11) 13 (12) 6 (13) 3 (14) 5 (15) 36
(16) 6 (17) 5 (18) 6 (19) 5 (20) 15
(21) 10 (22) 9 (23) 2 (24) 21 (25) 17
(26) 7 (27) 4 (28) 36 (29) 7 (30) 6
(31) 9 (32) 12 (33) 11 (34) 4 (35) 18
(36) 1 (37) 4 (38) 5 (39) 64 (40) 9
(41) 18 (42) 3 (43) 2 (44) 3 (45) 14
(46) 25 (47) 8 (48) 7 (49) 9 (50) 8

제22일

(1) 7 (2) 28 (3) 3 (4) 7 (5) 9
(6) 11 (7) 3 (8) 0 (9) 54 (10) 4
(11) 9 (12) 9 (13) 20 (14) 11 (15) 9
(16) 8 (17) 10 (18) 8 (19) 7 (20) 48
(21) 6 (22) 2 (23) 9 (24) 35 (25) 3
(26) 6 (27) 12 (28) 9 (29) 4 (30) 72
(31) 2 (32) 6 (33) 7 (34) 18 (35) 8
(36) 10 (37) 7 (38) 5 (39) 2 (40) 0
(41) 13 (42) 4 (43) 6 (44) 9 (45) 4
(46) 16 (47) 18 (48) 8 (49) 3 (50) 35

제23일

(1) 6 (2) 3 (3) 3 (4) 16 (5) 8
(6) 5 (7) 1 (8) 40 (9) 12 (10) 4
(11) 1 (12) 12 (13) 9 (14) 5 (15) 9
(16) 27 (17) 3 (18) 14 (19) 6 (20) 49
(21) 8 (22) 8 (23) 6 (24) 6 (25) 16
(26) 4 (27) 9 (28) 6 (29) 14 (30) 13
(31) 6 (32) 1 (33) 36 (34) 10 (35) 8
(36) 5 (37) 7 (38) 15 (39) 18 (40) 2
(41) 2 (42) 7 (43) 40 (44) 11 (45) 4
(46) 3 (47) 4 (48) 24 (49) 1 (50) 9

제24일

(1) 8 (2) 13 (3) 56 (4) 4 (5) 2
(6) 3 (7) 24 (8) 7 (9) 4 (10) 6
(11) 15 (12) 10 (13) 5 (14) 7 (15) 21
(16) 17 (17) 6 (18) 7 (19) 9 (20) 24
(21) 11 (22) 10 (23) 5 (24) 3 (25) 5
(26) 2 (27) 14 (28) 24 (29) 5 (30) 6
(31) 2 (32) 14 (33) 7 (34) 3 (35) 8
(36) 11 (37) 45 (38) 9 (39) 9 (40) 0
(41) 8 (42) 3 (43) 5 (44) 8 (45) 12
(46) 7 (47) 1 (48) 8 (49) 54 (50) 4

제25일

(1) 7	(2) 6	(3) 10	(4) 16	(5) 2
(6) 10	(7) 2	(8) 28	(9) 8	(10) 12
(11) 1	(12) 1	(13) 13	(14) 4	(15) 4
(16) 56	(17) 9	(18) 8	(19) 27	(20) 15
(21) 5	(22) 3	(23) 45	(24) 9	(25) 6
(26) 20	(27) 6	(28) 6	(29) 12	(30) 4
(31) 5	(32) 12	(33) 9	(34) 8	(35) 11
(36) 9	(37) 63	(38) 2	(39) 5	(40) 2
(41) 6	(42) 3	(43) 15	(44) 7	(45) 1
(46) 9	(47) 12	(48) 9	(49) 4	(50) 30

제26일

(1) 13	(2) 9	(3) 63	(4) 7	(5) 6
(6) 7	(7) 15	(8) 8	(9) 7	(10) 45
(11) 12	(12) 9	(13) 16	(14) 7	(15) 3
(16) 4	(17) 2	(18) 21	(19) 10	(20) 2
(21) 6	(22) 9	(23) 5	(24) 0	(25) 11
(26) 35	(27) 0	(28) 2	(29) 7	(30) 3
(31) 7	(32) 5	(33) 32	(34) 35	(35) 10
(36) 8	(37) 3	(38) 4	(39) 7	(40) 14
(41) 5	(42) 9	(43) 5	(44) 48	(45) 4
(46) 24	(47) 1	(48) 4	(49) 6	(50) 16

제27일

(1) 9	(2) 7	(3) 10	(4) 6	(5) 12
(6) 2	(7) 3	(8) 40	(9) 8	(10) 14
(11) 1	(12) 54	(13) 4	(14) 7	(15) 2
(16) 8	(17) 24	(18) 10	(19) 8	(20) 6
(21) 42	(22) 8	(23) 3	(24) 6	(25) 3
(26) 11	(27) 9	(28) 9	(29) 6	(30) 6
(31) 8	(32) 5	(33) 4	(34) 40	(35) 2
(36) 8	(37) 13	(38) 18	(39) 1	(40) 7
(41) 15	(42) 9	(43) 5	(44) 72	(45) 9
(46) 28	(47) 2	(48) 5	(49) 4	(50) 10

제28일

(1) 18	(2) 13	(3) 3	(4) 3	(5) 16
(6) 2	(7) 7	(8) 6	(9) 25	(10) 15
(11) 7	(12) 9	(13) 4	(14) 0	(15) 11
(16) 5	(17) 6	(18) 14	(19) 18	(20) 2
(21) 9	(22) 48	(23) 6	(24) 8	(25) 8
(26) 8	(27) 15	(28) 9	(29) 32	(30) 6
(31) 16	(32) 8	(33) 6	(34) 10	(35) 49
(36) 4	(37) 1	(38) 6	(39) 4	(40) 5
(41) 4	(42) 12	(43) 9	(44) 12	(45) 7
(46) 2	(47) 36	(48) 3	(49) 5	(50) 7

제29일

(1) 6	(2) 9	(3) 5	(4) 10	(5) 8
(6) 4	(7) 14	(8) 8	(9) 2	(10) 3
(11) 20	(12) 17	(13) 8	(14) 4	(15) 6
(16) 18	(17) 14	(18) 56	(19) 1	(20) 7
(21) 6	(22) 12	(23) 10	(24) 7	(25) 72
(26) 11	(27) 1	(28) 7	(29) 6	(30) 5
(31) 7	(32) 3	(33) 5	(34) 10	(35) 36
(36) 5	(37) 9	(38) 30	(39) 2	(40) 5
(41) 8	(42) 8	(43) 8	(44) 15	(45) 3
(46) 9	(47) 2	(48) 6	(49) 14	(50) 4

제30일

(1) 81	(2) 9	(3) 5	(4) 8	(5) 10
(6) 35	(7) 2	(8) 7	(9) 9	(10) 2
(11) 16	(12) 32	(13) 7	(14) 21	(15) 3
(16) 11	(17) 6	(18) 5	(19) 10	(20) 0
(21) 4	(22) 8	(23) 24	(24) 9	(25) 2
(26) 1	(27) 30	(28) 7	(29) 10	(30) 3
(31) 8	(32) 6	(33) 4	(34) 5	(35) 13
(36) 42	(37) 4	(38) 11	(39) 5	(40) 4
(41) 64	(42) 3	(43) 8	(44) 0	(45) 7
(46) 12	(47) 9	(48) 1	(49) 12	(50) 6

제31일

(1) 12 (2) 9   (3) 9   (4) 36 (5) 6
(6) 28 (7) 8   (8) 2   (9) 8   (10) 14
(11) 6 (12) 7 (13) 25 (14) 5 (15) 4
(16) 3 (17) 27 (18) 11 (19) 6 (20) 5
(21) 8 (22) 12 (23) 7 (24) 3 (25) 13
(26) 6 (27) 7 (28) 24 (29) 3 (30) 4
(31) 5 (32) 8 (33) 45 (34) 7 (35) 1
(36) 8 (37) 18 (38) 7 (39) 3 (40) 42
(41) 10 (42) 8 (43) 4 (44) 12 (45) 6
(46) 2 (47) 9 (48) 72 (49) 1 (50) 7

제32일

(1) 8   (2) 8   (3) 13 (4) 18 (5) 8
(6) 4   (7) 7   (8) 15 (9) 9   (10) 5
(11) 35 (12) 12 (13) 7 (14) 4 (15) 24
(16) 10 (17) 5 (18) 3 (19) 8 (20) 16
(21) 9 (22) 17 (23) 2 (24) 81 (25) 7
(26) 11 (27) 36 (28) 2 (29) 2 (30) 5
(31) 5 (32) 40 (33) 6 (34) 3 (35) 4
(36) 28 (37) 13 (38) 7 (39) 6 (40) 0
(41) 8 (42) 1 (43) 9 (44) 6 (45) 42
(46) 15 (47) 9 (48) 8 (49) 6 (50) 3

제33일

(1) 54 (2) 4   (3) 4   (4) 11 (5) 21
(6) 5   (7) 8   (8) 9   (9) 5   (10) 14
(11) 63 (12) 2 (13) 12 (14) 24 (15) 3
(16) 6 (17) 3 (18) 20 (19) 5 (20) 1
(21) 10 (22) 3 (23) 5 (24) 32 (25) 20
(26) 4 (27) 6 (28) 2 (29) 1 (30) 9
(31) 13 (32) 5 (33) 14 (34) 6 (35) 6
(36) 9 (37) 2 (38) 16 (39) 48 (40) 7
(41) 2 (42) 7 (43) 8 (44) 8 (45) 18
(46) 3 (47) 10 (48) 9 (49) 6 (50) 7

제34일

(1) 10 (2) 8   (3) 2   (4) 9   (5) 0
(6) 6   (7) 3   (8) 3   (9) 30 (10) 17
(11) 9 (12) 12 (13) 5 (14) 8 (15) 18
(16) 5 (17) 1 (18) 2 (19) 12 (20) 15
(21) 6 (22) 6 (23) 64 (24) 9 (25) 49
(26) 8 (27) 11 (28) 8 (29) 8 (30) 2
(31) 9 (32) 4 (33) 5 (34) 8 (35) 14
(36) 48 (37) 5 (38) 13 (39) 18 (40) 6
(41) 4 (42) 7 (43) 7 (44) 8 (45) 6
(46) 36 (47) 10 (48) 3 (49) 0 (50) 40

제35일

(1) 16 (2) 15 (3) 6   (4) 8   (5) 5
(6) 12 (7) 6   (8) 3   (9) 8   (10) 63
(11) 10 (12) 1 (13) 7 (14) 9 (15) 1
(16) 16 (17) 2 (18) 45 (19) 4 (20) 11
(21) 40 (22) 4 (23) 7 (24) 9 (25) 3
(26) 21 (27) 2 (28) 14 (29) 4 (30) 9
(31) 9 (32) 9 (33) 7 (34) 10 (35) 3
(36) 8 (37) 11 (38) 1 (39) 36 (40) 12
(41) 7 (42) 9 (43) 56 (44) 6 (45) 4
(46) 27 (47) 8 (48) 3 (49) 13 (50) 9

제36일

(1) 3   (2) 72 (3) 10 (4) 9   (5) 2
(6) 4   (7) 0   (8) 13 (9) 8   (10) 4
(11) 15 (12) 3 (13) 56 (14) 3 (15) 6
(16) 12 (17) 24 (18) 6 (19) 8 (20) 7
(21) 28 (22) 14 (23) 4 (24) 4 (25) 11
(26) 16 (27) 4 (28) 6 (29) 9 (30) 5
(31) 21 (32) 2 (33) 5 (34) 16 (35) 36
(36) 8 (37) 8 (38) 9 (39) 54 (40) 2
(41) 7 (42) 30 (43) 3 (44) 1 (45) 9
(46) 10 (47) 10 (48) 5 (49) 6 (50) 7

뇌 활동 특별 강화 프로그램 뇌팔팔요법 정답

제37일

(1) 9 (2) 40 (3) 5 (4) 12 (5) 7
(6) 9 (7) 2 (8) 4 (9) 15 (10) 6
(11) 9 (12) 72 (13) 11 (14) 9 (15) 3
(16) 6 (17) 8 (18) 2 (19) 6 (20) 54
(21) 1 (22) 4 (23) 18 (24) 18 (25) 8
(26) 6 (27) 49 (28) 3 (29) 1 (30) 9
(31) 14 (32) 27 (33) 8 (34) 3 (35) 10
(36) 16 (37) 1 (38) 8 (39) 1 (40) 45
(41) 7 (42) 4 (43) 7 (44) 5 (45) 17
(46) 48 (47) 5 (48) 12 (49) 8 (50) 6

제38일

(1) 8 (2) 8 (3) 81 (4) 9 (5) 11
(6) 6 (7) 6 (8) 24 (9) 15 (10) 4
(11) 8 (12) 12 (13) 9 (14) 16 (15) 0
(16) 2 (17) 20 (18) 14 (19) 7 (20) 3
(21) 42 (22) 5 (23) 4 (24) 9 (25) 12
(26) 30 (27) 6 (28) 5 (29) 7 (30) 5
(31) 8 (32) 7 (33) 7 (34) 42 (35) 10
(36) 2 (37) 6 (38) 9 (39) 13 (40) 0
(41) 2 (42) 4 (43) 4 (44) 28 (45) 6
(46) 6 (47) 11 (48) 72 (49) 1 (50) 3

제39일

(1) 12 (2) 3 (3) 5 (4) 4 (5) 5
(6) 4 (7) 3 (8) 2 (9) 25 (10) 16
(11) 63 (12) 9 (13) 24 (14) 7 (15) 9
(16) 2 (17) 24 (18) 4 (19) 7 (20) 11
(21) 2 (22) 7 (23) 7 (24) 8 (25) 6
(26) 18 (27) 10 (28) 2 (29) 48 (30) 16
(31) 7 (32) 6 (33) 12 (34) 9 (35) 1
(36) 5 (37) 8 (38) 20 (39) 1 (40) 15
(41) 56 (42) 9 (43) 5 (44) 2 (45) 4
(46) 9 (47) 12 (48) 4 (49) 3 (50) 14

제40일

(1) 4 (2) 32 (3) 13 (4) 4 (5) 7
(6) 35 (7) 10 (8) 8 (9) 1 (10) 3
(11) 4 (12) 15 (13) 63 (14) 3 (15) 17
(16) 7 (17) 12 (18) 5 (19) 9 (20) 18
(21) 7 (22) 14 (23) 2 (24) 5 (25) 11
(26) 3 (27) 8 (28) 4 (29) 10 (30) 1
(31) 2 (32) 6 (33) 9 (34) 7 (35) 8
(36) 36 (37) 14 (38) 5 (39) 8 (40) 8
(41) 9 (42) 32 (43) 10 (44) 0 (45) 5
(46) 3 (47) 7 (48) 9 (49) 27 (50) 6

제41일

(1) 2 (2) 8 (3) 63 (4) 3 (5) 9
(6) 5 (7) 8 (8) 16 (9) 1 (10) 7
(11) 15 (12) 10 (13) 7 (14) 1 (15) 35
(16) 12 (17) 5 (18) 7 (19) 54 (20) 6
(21) 6 (22) 13 (23) 18 (24) 4 (25) 8
(26) 9 (27) 2 (28) 5 (29) 5 (30) 7
(31) 3 (32) 18 (33) 11 (34) 5 (35) 2
(36) 15 (37) 45 (38) 5 (39) 7 (40) 9
(41) 14 (42) 12 (43) 3 (44) 8 (45) 6
(46) 64 (47) 6 (48) 6 (49) 4 (50) 9

제42일

(1) 8 (2) 16 (3) 42 (4) 7 (5) 5
(6) 9 (7) 27 (8) 3 (9) 16 (10) 3
(11) 12 (12) 2 (13) 9 (14) 7 (15) 9
(16) 24 (17) 4 (18) 2 (19) 10 (20) 0
(21) 9 (22) 8 (23) 10 (24) 7 (25) 6
(26) 8 (27) 14 (28) 5 (29) 6 (30) 4
(31) 24 (32) 1 (33) 2 (34) 72 (35) 0
(36) 5 (37) 10 (38) 7 (39) 6 (40) 4
(41) 13 (42) 10 (43) 7 (44) 48 (45) 9
(46) 9 (47) 28 (48) 9 (49) 11 (50) 1

제43일

(1) 6	(2) 2	(3) 7	(4) 40	(5) 17
(6) 6	(7) 9	(8) 5	(9) 36	(10) 10
(11) 9	(12) 8	(13) 42	(14) 1	(15) 2
(16) 3	(17) 4	(18) 11	(19) 4	(20) 9
(21) 9	(22) 3	(23) 5	(24) 63	(25) 13
(26) 6	(27) 4	(28) 8	(29) 7	(30) 2
(31) 20	(32) 3	(33) 2	(34) 5	(35) 11
(36) 72	(37) 8	(38) 4	(39) 14	(40) 18
(41) 1	(42) 8	(43) 9	(44) 6	(45) 21
(46) 4	(47) 6	(48) 3	(49) 12	(50) 14

제44일

(1) 9	(2) 81	(3) 13	(4) 2	(5) 7
(6) 5	(7) 6	(8) 30	(9) 5	(10) 56
(11) 16	(12) 6	(13) 1	(14) 10	(15) 12
(16) 9	(17) 7	(18) 0	(19) 3	(20) 4
(21) 12	(22) 15	(23) 8	(24) 2	(25) 8
(26) 9	(27) 18	(28) 7	(29) 3	(30) 2
(31) 40	(32) 3	(33) 11	(34) 4	(35) 4
(36) 15	(37) 8	(38) 9	(39) 8	(40) 5
(41) 9	(42) 8	(43) 36	(44) 5	(45) 12
(46) 6	(47) 2	(48) 4	(49) 24	(50) 49

제45일

(1) 24	(2) 13	(3) 4	(4) 8	(5) 32
(6) 3	(7) 2	(8) 8	(9) 9	(10) 1
(11) 2	(12) 10	(13) 2	(14) 35	(15) 7
(16) 18	(17) 54	(18) 6	(19) 12	(20) 6
(21) 3	(22) 6	(23) 6	(24) 4	(25) 3
(26) 5	(27) 7	(28) 24	(29) 1	(30) 16
(31) 15	(32) 1	(33) 6	(34) 9	(35) 12
(36) 9	(37) 11	(38) 4	(39) 27	(40) 4
(41) 8	(42) 5	(43) 5	(44) 35	(45) 7
(46) 14	(47) 8	(48) 4	(49) 9	(50) 54

제46일

(1) 12	(2) 4	(3) 2	(4) 11	(5) 6
(6) 8	(7) 30	(8) 9	(9) 16	(10) 6
(11) 21	(12) 2	(13) 3	(14) 20	(15) 8
(16) 7	(17) 64	(18) 0	(19) 9	(20) 10
(21) 8	(22) 5	(23) 5	(24) 9	(25) 9
(26) 9	(27) 54	(28) 12	(29) 2	(30) 5
(31) 1	(32) 6	(33) 6	(34) 8	(35) 7
(36) 13	(37) 15	(38) 6	(39) 28	(40) 4
(41) 7	(42) 11	(43) 45	(44) 3	(45) 9
(46) 3	(47) 0	(48) 6	(49) 4	(50) 17

제47일

(1) 48	(2) 8	(3) 4	(4) 7	(5) 27
(6) 10	(7) 6	(8) 5	(9) 3	(10) 16
(11) 36	(12) 3	(13) 2	(14) 18	(15) 7
(16) 6	(17) 5	(18) 25	(19) 13	(20) 3
(21) 8	(22) 8	(23) 9	(24) 5	(25) 32
(26) 9	(27) 11	(28) 4	(29) 56	(30) 12
(31) 6	(32) 1	(33) 8	(34) 16	(35) 7
(36) 9	(37) 4	(38) 45	(39) 10	(40) 2
(41) 1	(42) 14	(43) 24	(44) 8	(45) 5
(46) 2	(47) 8	(48) 9	(49) 14	(50) 6

제48일

(1) 13	(2) 8	(3) 3	(4) 3	(5) 14
(6) 9	(7) 5	(8) 6	(9) 30	(10) 10
(11) 9	(12) 3	(13) 2	(14) 42	(15) 14
(16) 7	(17) 4	(18) 2	(19) 15	(20) 9
(21) 5	(22) 9	(23) 72	(24) 4	(25) 3
(26) 0	(27) 7	(28) 5	(29) 6	(30) 20
(31) 12	(32) 4	(33) 6	(34) 7	(35) 42
(36) 5	(37) 8	(38) 18	(39) 7	(40) 18
(41) 9	(42) 7	(43) 11	(44) 8	(45) 64
(46) 5	(47) 1	(48) 2	(49) 36	(50) 2

제49일

(1) 12 (2) 5   (3) 3   (4) 5   (5) 4
(6) 14 (7) 10 (8) 1   (9) 18 (10) 9
(11) 15 (12) 6 (13) 81 (14) 12 (15) 8
(16) 1 (17) 10 (18) 16 (19) 2 (20) 8
(21) 7 (22) 35 (23) 7 (24) 3 (25) 48
(26) 11 (27) 8 (28) 28 (29) 8 (30) 9
(31) 7 (32) 5 (33) 4 (34) 2 (35) 24
(36) 2 (37) 17 (38) 10 (39) 7 (40) 6
(41) 7 (42) 8 (43) 3 (44) 13 (45) 8
(46) 5 (47) 8 (48) 4 (49) 35 (50) 3

제50일

(1) 4   (2) 4   (3) 10 (4) 0   (5) 9
(6) 9   (7) 5   (8) 15 (9) 9   (10) 24
(11) 8 (12) 14 (13) 9 (14) 16 (15) 5
(16) 6 (17) 3 (18) 5 (19) 45 (20) 7
(21) 13 (22) 4 (23) 49 (24) 3 (25) 0
(26) 3 (27) 16 (28) 18 (29) 2 (30) 11
(31) 4 (32) 9 (33) 20 (34) 21 (35) 2
(36) 6 (37) 7 (38) 48 (39) 14 (40) 5
(41) 1 (42) 7 (43) 8 (44) 27 (45) 6
(46) 12 (47) 7 (48) 7 (49) 8 (50) 2

제51일

(1) 4   (2) 9   (3) 72 (4) 5   (5) 15
(6) 21 (7) 8   (8) 11 (9) 32 (10) 8
(11) 1 (12) 1 (13) 6 (14) 6 (15) 30
(16) 9 (17) 9 (18) 12 (19) 63 (20) 6
(21) 5 (22) 8 (23) 4 (24) 8 (25) 8
(26) 12 (27) 1 (28) 12 (29) 8 (30) 18
(31) 2 (32) 7 (33) 9 (34) 13 (35) 54
(36) 9 (37) 6 (38) 8 (39) 2 (40) 10
(41) 5 (42) 25 (43) 14 (44) 2 (45) 7
(46) 4 (47) 32 (48) 3 (49) 3 (50) 8

제52일

(1) 4   (2) 7   (3) 56 (4) 12 (5) 7
(6) 5   (7) 7   (8) 24 (9) 1   (10) 15
(11) 6 (12) 45 (13) 2 (14) 10 (15) 16
(16) 2 (17) 8 (18) 5 (19) 8 (20) 56
(21) 14 (22) 3 (23) 5 (24) 0 (25) 3
(26) 7 (27) 4 (28) 63 (29) 11 (30) 2
(31) 5 (32) 9 (33) 12 (34) 9 (35) 4
(36) 36 (37) 2 (38) 6 (39) 7 (40) 10
(41) 15 (42) 6 (43) 13 (44) 40 (45) 9
(46) 7 (47) 8 (48) 7 (49) 12 (50) 5

제53일

(1) 13 (2) 6   (3) 10 (4) 2   (5) 9
(6) 28 (7) 4   (8) 9   (9) 17 (10) 6
(11) 9 (12) 6 (13) 40 (14) 3 (15) 10
(16) 5 (17) 18 (18) 6 (19) 3 (20) 8
(21) 81 (22) 15 (23) 8 (24) 1 (25) 24
(26) 2 (27) 8 (28) 7 (29) 28 (30) 4
(31) 11 (32) 3 (33) 8 (34) 16 (35) 7
(36) 6 (37) 5 (38) 36 (39) 5 (40) 14
(41) 36 (42) 9 (43) 1 (44) 9 (45) 2
(46) 3 (47) 7 (48) 12 (49) 6 (50) 6

제54일

(1) 8   (2) 3   (3) 14 (4) 14 (5) 3
(6) 7   (7) 18 (8) 8   (9) 6   (10) 6
(11) 11 (12) 25 (13) 4 (14) 4 (15) 54
(16) 0 (17) 27 (18) 12 (19) 6 (20) 7
(21) 32 (22) 9 (23) 9 (24) 7 (25) 15
(26) 6 (27) 9 (28) 5 (29) 45 (30) 1
(31) 3 (32) 5 (33) 32 (34) 5 (35) 10
(36) 4 (37) 9 (38) 16 (39) 2 (40) 0
(41) 13 (42) 8 (43) 7 (44) 21 (45) 4
(46) 7 (47) 8 (48) 6 (49) 4 (50) 54

제55일

(1) 5　(2) 3　(3) 13　(4) 5　(5) 12
(6) 9　(7) 8　(8) 4　(9) 12　(10) 7
(11) 9　(12) 18　(13) 63　(14) 3　(15) 8
(16) 8　(17) 2　(18) 48　(19) 3　(20) 10
(21) 9　(22) 35　(23) 6　(24) 2　(25) 7
(26) 6　(27) 11　(28) 72　(29) 7　(30) 2
(31) 18　(32) 17　(33) 8　(34) 8　(35) 5
(36) 6　(37) 1　(38) 14　(39) 35　(40) 1
(41) 2　(42) 4　(43) 6　(44) 7　(45) 9
(46) 36　(47) 12　(48) 3　(49) 5　(50) 12

제56일

(1) 6　(2) 6　(3) 8　(4) 28　(5) 9
(6) 6　(7) 10　(8) 64　(9) 9　(10) 4
(11) 14　(12) 42　(13) 8　(14) 3　(15) 4
(16) 9　(17) 8　(18) 4　(19) 24　(20) 11
(21) 15　(22) 1　(23) 13　(24) 5　(25) 56
(26) 8　(27) 6　(28) 2　(29) 12　(30) 9
(31) 6　(32) 27　(33) 3　(34) 2　(35) 11
(36) 7　(37) 15　(38) 7　(39) 8　(40) 8
(41) 56　(42) 2　(43) 16　(44) 6　(45) 45
(46) 5　(47) 8　(48) 0　(49) 9　(50) 4

제57일

(1) 72　(2) 12　(3) 6　(4) 7　(5) 20
(6) 9　(7) 1　(8) 4　(9) 8　(10) 15
(11) 3　(12) 8　(13) 18　(14) 2　(15) 7
(16) 7　(17) 1　(18) 42　(19) 13　(20) 9
(21) 5　(22) 40　(23) 10　(24) 4　(25) 9
(26) 8　(27) 10　(28) 4　(29) 7　(30) 4
(31) 12　(32) 8　(33) 16　(34) 2　(35) 9
(36) 3　(37) 49　(38) 7　(39) 5　(40) 24
(41) 9　(42) 6　(43) 10　(44) 6　(45) 11
(46) 3　(47) 9　(48) 2　(49) 5　(50) 8

제58일

(1) 21　(2) 5　(3) 8　(4) 3　(5) 28
(6) 1　(7) 3　(8) 17　(9) 48　(10) 8
(11) 2　(12) 12　(13) 27　(14) 2　(15) 9
(16) 9　(17) 0　(18) 7　(19) 10　(20) 6
(21) 10　(22) 8　(23) 9　(24) 4　(25) 3
(26) 6　(27) 24　(28) 2　(29) 13　(30) 16
(31) 3　(32) 4　(33) 6　(34) 15　(35) 16
(36) 5　(37) 3　(38) 11　(39) 2　(40) 9
(41) 5　(42) 30　(43) 0　(44) 6　(45) 9
(46) 7　(47) 30　(48) 14　(49) 6　(50) 63

제59일

(1) 9　(2) 6　(3) 36　(4) 6　(5) 11
(6) 2　(7) 18　(8) 3　(9) 7　(10) 1
(11) 35　(12) 7　(13) 16　(14) 28　(15) 4
(16) 9　(17) 4　(18) 54　(19) 8　(20) 7
(21) 6　(22) 2　(23) 8　(24) 13　(25) 4
(26) 5　(27) 2　(28) 15　(29) 20　(30) 7
(31) 5　(32) 56　(33) 5　(34) 3　(35) 4
(36) 10　(37) 5　(38) 54　(39) 12　(40) 6
(41) 1　(42) 6　(43) 9　(44) 8　(45) 6
(46) 4　(47) 40　(48) 14　(49) 14　(50) 6

제60일

(1) 4　(2) 42　(3) 5　(4) 14　(5) 3
(6) 0　(7) 2　(8) 10　(9) 5　(10) 10
(11) 4　(12) 9　(13) 6　(14) 36　(15) 3
(16) 13　(17) 63　(18) 6　(19) 6　(20) 7
(21) 18　(22) 1　(23) 8　(24) 11　(25) 14
(26) 16　(27) 7　(28) 8　(29) 5　(30) 24
(31) 7　(32) 6　(33) 4　(34) 17　(35) 35
(36) 9　(37) 7　(38) 12　(39) 8　(40) 2
(41) 7　(42) 21　(43) 3　(44) 12　(45) 2
(46) 8　(47) 72　(48) 8　(49) 7　(50) 9

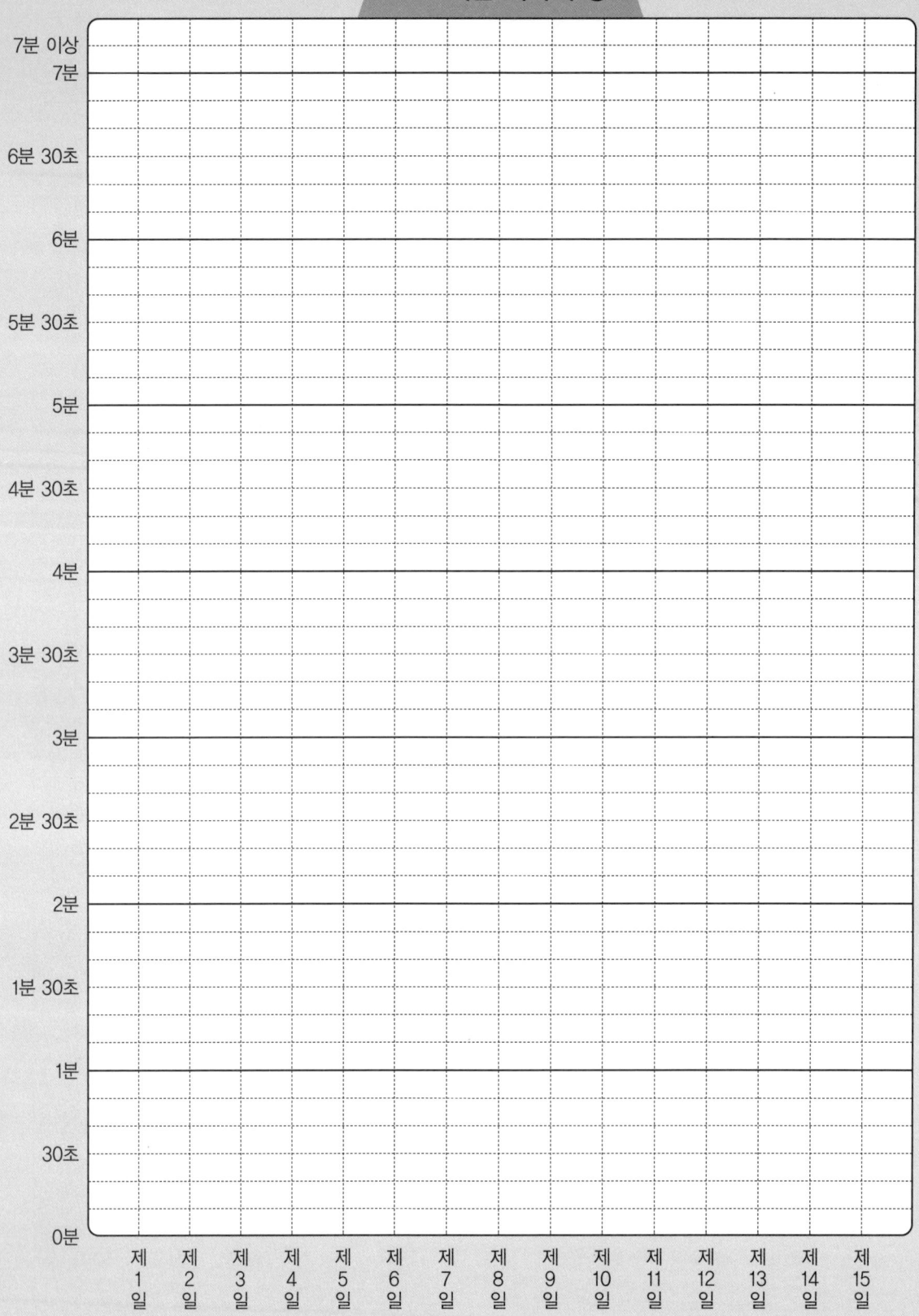

소요 시간 기록지 ❷

	제16일	제17일	제18일	제19일	제20일	제21일	제22일	제23일	제24일	제25일	제26일	제27일	제28일	제29일	제30일

7분 이상
7분
6분 30초
6분
5분 30초
5분
4분 30초
4분
3분 30초
3분
2분 30초
2분
1분 30초
1분
30초
0분

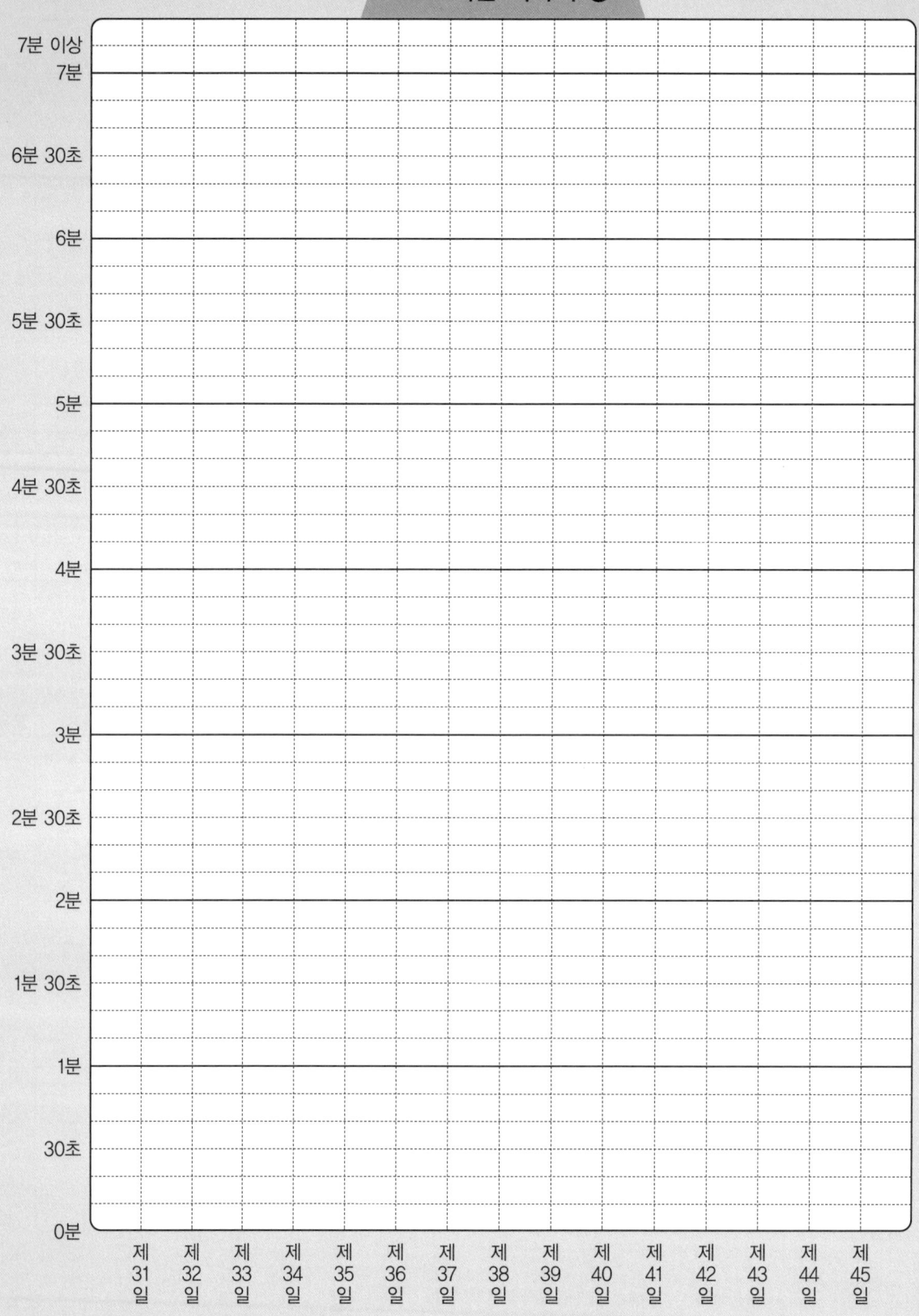

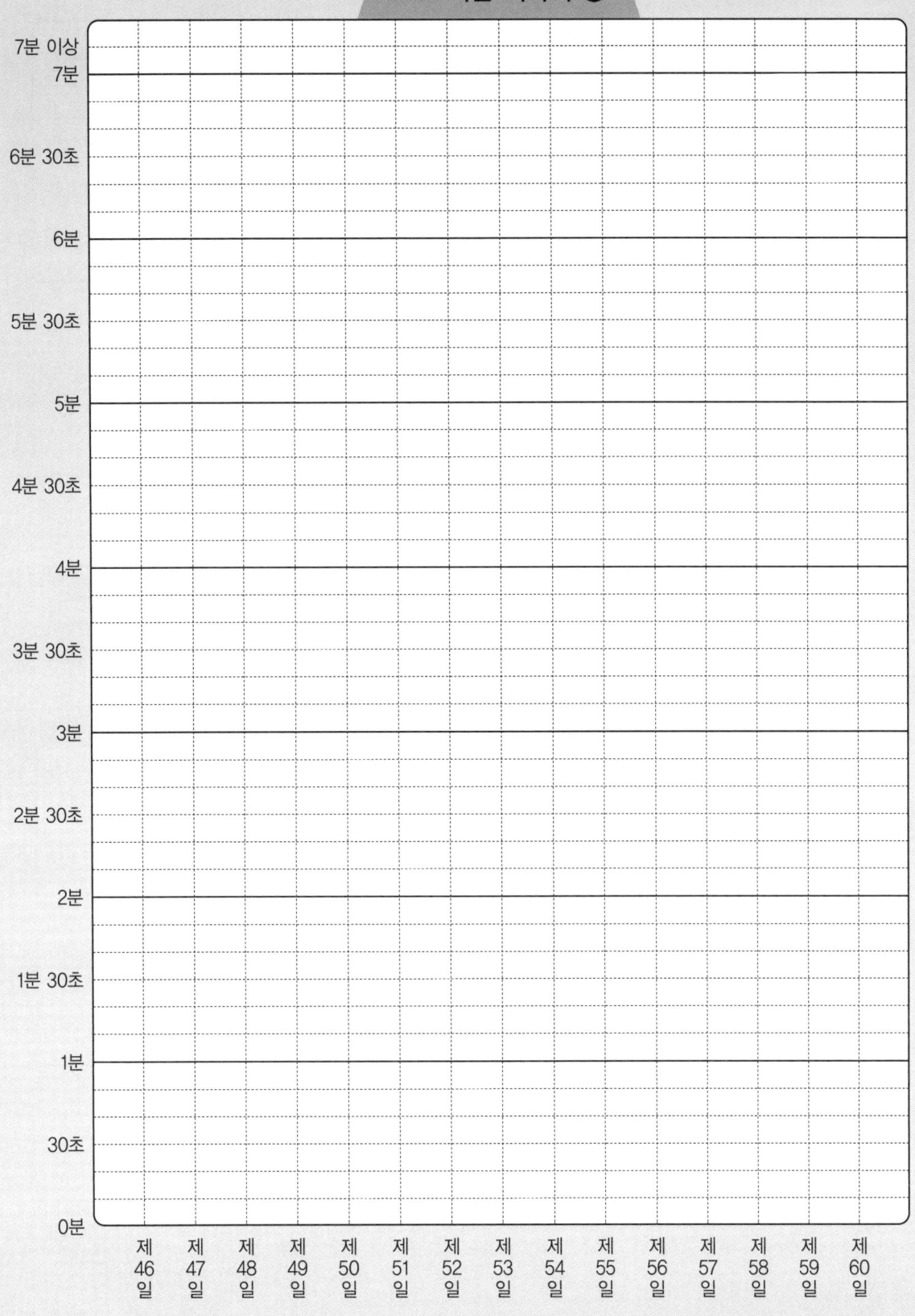

수 세기 테스트 기록지

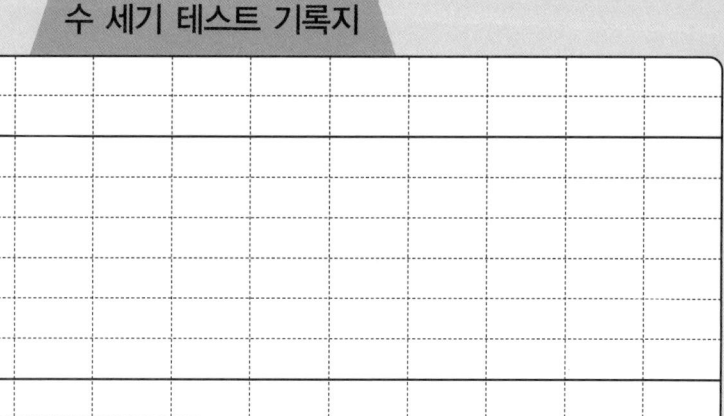

낱말 기억력 테스트 기록지

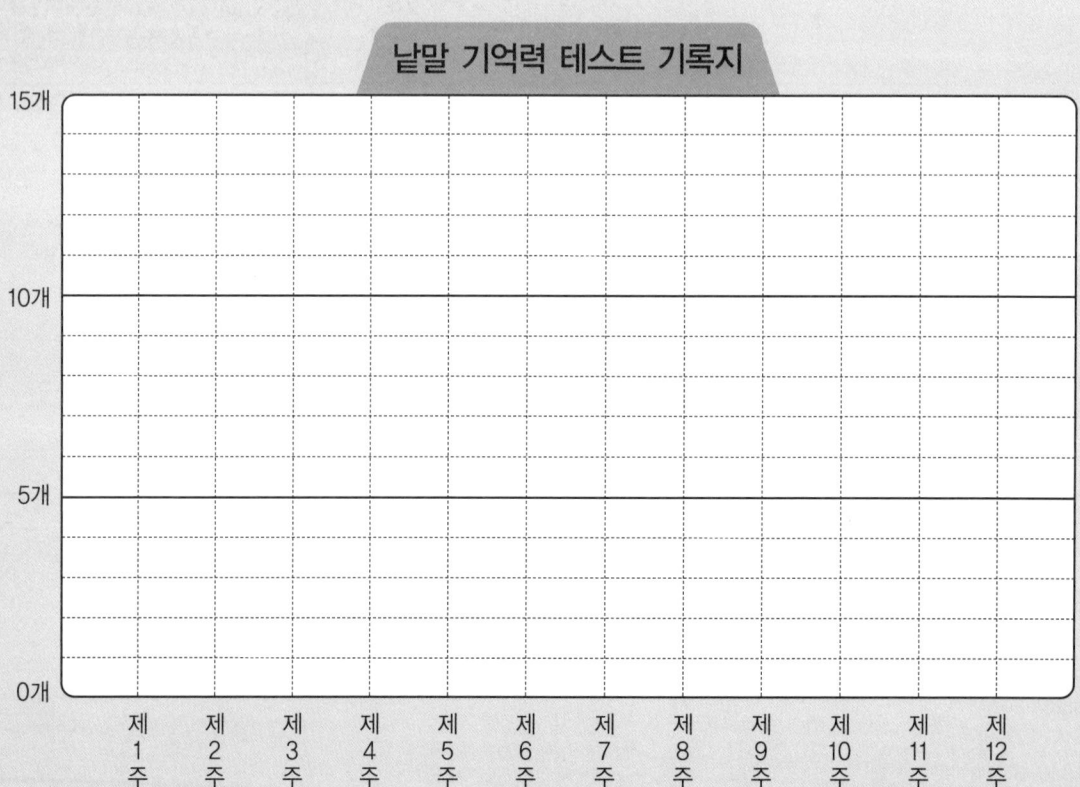